吃對OMEGA-3，
好油，解決我們所有

奇蹟(好油)

OMEGA-3 OILS:
WHY YOU CAN'T AFFORD TO LIVE
WITHOUT ESSENTIAL OILS

Amazon
4.5 顆星
★★★★

Ω3 臨床療癒實錄

細胞分子矯正醫學研究報告

剖析現代人的Ω3缺乏症

DONALD RUDIN , M.D
唐納‧魯丁 醫師、

CLARA FELIX
克拉拉‧菲力克斯 營養學家 ——著

謝嚴谷 ——審訂

謝珞爵 ——翻譯

美國營養醫學實證，吃對好油，療癒腸敏感、憂鬱、癌症、糖尿病、免疫失調、生殖問題、精神疾病、心臟血管等問題

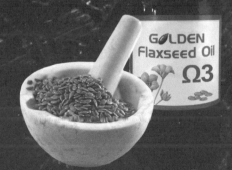

GOLDEN
Flaxseed Oil
Ω3

CONTENTS 目錄 ————————

【誌謝】

本書，僅獻給首位倡導矯正分子學的精神科醫師——亞伯罕・賀弗（Dr. Abram Hoffer），並且紀念 T・L 克里夫醫師（Dr. T. L. Cleave）、H・休葛・辛克萊醫師（Dr. Hugh M. Sinclair）、阿德爾・戴維斯（Adelle Davis），和其他倡導矯正分子學派的營養學家們。

因為有他們，我們才能夠清楚地明白，現代社會中的各種文明病所謂何來，舉凡癌症、心臟病、糖尿病，以及精神疾病等，全部和現代食物源頭遭到改變，使得人體長期下來缺乏營養素，有著密不可分的關係。

值得慶幸的是，他們為此提供了一種安全的方法給大家，揭密並終結這些危害健康的謎題。

【前言】

Ω3 體質改造計劃，一種簡單又有效的健康療法！

　　不管時代如何變異、世界如何新潮，追求一種簡單又有效的保健療法，得以解決所有健康上的大小問題，始終是人們所追求和期待的一件事！

長壽養生之道，回歸早年飲食習慣

　　過去通常使用的保健方法，大多僅止於治標而已。當我們生病的時候，只能針對單一種疾病，根據病狀來對症下藥。往往到了最後才驚然發覺，治療不同疾病的藥物，卻常常發生交互影響，反而失去原本所期待的效果。

　　於是，越到後面越能清楚知道，假使想要真正找回健康，就必須放棄完全仰賴藥物的作法，也在無形中迫使我們進一步思考，如何尋求另外的長壽養生之道？

　　近年來，眾多醫學相關研究結果皆顯示，養生之道理應回歸早年素樸的飲食習慣——吃那些有點粗糙、新鮮，而且有益於身體的食物。

　　我們必須深刻地體會到：「你，就是你所吃的食物！」現今文明病大都源自於人們所吃進的食物，更正確地來說，關鍵出在於不吃某種食物，而導致的營養缺乏問題！

　　現代人講求精緻飲食，於是大量的營養素，隨著烹煮燴製的過程中，失去了原有的養分。然而，這些營養素卻攸關著我們的健康。

　　於是，舉凡肥胖、糖尿病、免疫系統的疾病、皮膚病、心血管疾病、癌症、月經和生育問題、精神疾病，以及伴隨老化而產生的種種病痛，全都如影隨形而至。

　　以上這些問題的根源，正是營養不均衡的結果，而營養卻是維持一個人生活的基本需求。

Ω3 體質改造計劃，臨床療癒的健康實證

　　必需脂肪酸，主要用來維繫人體正常的功能，特別是 Ω-3 脂肪酸，一個長期以來被忽視的關鍵營養素，本書旨在喚起大眾對於 Ω-3 脂肪酸與健康的重要關聯，假使身體缺乏 Ω-3 脂肪酸將導致難以承受的現代文明病。

　　因此，本書提出一些簡單的 Ω3 體質改造計劃，方便讀者在日常生活當中，就能攝取到充足的 Ω-3 脂肪酸，解決我們所有健康上的惱人問題。

　　自 1980 起，我投身飲食與健康的研究，累積這些年所做的實驗與研究結果，終於彙整出了這本書。

　　其中，共有 4 名病人願意接受臨床實驗，最終得到的療癒結果，為 Ω3 體質改造計劃奠基了強而有力的證據，證實每個人即使因為個別的體質不同，仍然改變不了飲食不均衡這件事，正是造就現代文明病的最大元凶。

　　其中，特別值得注意的是，Ω3 體質改造計劃可以大大改善多數病人的健康狀況，近年來醫學界、營養界等所發表的許多研究報告，都可作為這項研究結果的有力佐證。

好油，解決所有健康上的惱人問題

　　針對本書《奇蹟好油：OMEGA-3 臨床療癒實錄》各大章節重要論述，簡單歸整如下：

　　Chapter 1：針對現代人的飲食習慣，依循時間脈絡歸結說明，同時探討腳氣病和糙皮症（B_3 缺乏症）——與營養素缺乏習習相關的疾病問題。

Chapter 2：簡單扼要地解釋幾個名詞，釐清正確觀念，其中包括：脂肪、Ω-3 脂肪酸、Ω-6 脂肪酸、前列腺素，並且針對彼此間的交互關係，做出說明。

Chapter 3：帶領讀者，一起重新嚴謹地審視現代精製飲食的缺失，同時探討為何需要重要營養素和纖維質？以及精製食物是如何在製作過程中，將營養素給逐漸流失？

Chapter 4：仔細說明我所做的臨床實驗，以及探究在何種情況下，人們需要補充必需脂肪酸？

Chapter 5 至 10：旨在探究不同疾病與健康的相對與根本原因，同步討論飲食中，必需脂肪酸的缺乏，如何與疾病的生成密切相關？當中包括：肥胖、心臟病、皮膚病、月經問題、精神疾病，以及因老化所衍生的相關病痛。

Chapter 11 至 12：歸整說明補充必需脂肪酸的正確方式，其中包括補充過程當中，有哪些纖維素和維生素需要一起加入？

由於每個人的體質和吸收程度不同，治療期間所要花費的時間，將因人而異，有些人可能只需要極短時間，就能夠得到成效，有些人則可能需要數個月不等。

然而，總歸來說，Ω3 體質改造計劃，可以顯著地增進人們的健康狀態，這是無庸置疑的結果。

對於我臨床上的病人而言，透過這種簡單又方便的療法，確實為他們找回了夢想中的健康，我也希望這種療法，一樣能夠帶給您健康上的回饋，遠離疾病的糾擾。

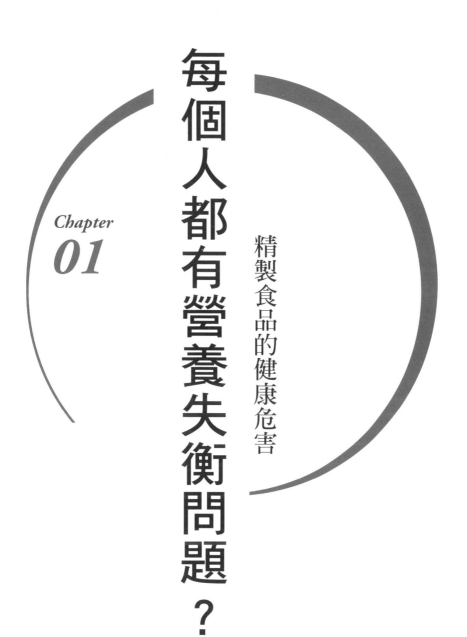

Chapter
01

每個人都有營養失衡問題？

精製食品的健康危害

醫學研究需要層層探秘、解謎，最後找到關鍵原因，說起來和偵探工作極為相似，醫學上為了尋求健康長壽的秘密，即使花上多年的時間投入其中，也不願錯過每一個可能。

讀過偵探小說的朋友，一定更能夠清楚的體會，故事發展中的每個起、承、轉、合，都是揭開謎底的指引與線索，彼此間交叉關連，互有糾結，唯有一路過關斬將、走到結局，才能找出所有深藏其中的答案。

然而，醫學研究不像已被構思好的劇本，並沒有這般輕易！

粗食與精緻的辯證，引爆食物的文化革命

醫學研究人員最重要的工作，是將充斥在四周的各種線索，歸納、推論並提出一個合理的解釋，來說明這些疾病發生的根本原因。這是件很困難的事，但是只要能解開這個謎題，就可以找到維持健康長壽的關鍵。

過去，致命的傳染病曾是美國人的主要死因，一些傳染性非常強的疾病，像是白喉、傷寒、天花、肺炎、肺結核等。如今，隨著醫藥衛生的發達和進步，現今的人們已經很少遭受這些傳染病的威脅。但是，如今卻又有新的疾病再度襲擊我們，特別是處於商業發達和食品工業林立的都會區，因此，這些疾病可以統稱為「文明病」。

這些令人又驚又怕的文明病，其中較為常見的有：**糖尿病、心臟病、中風、肥胖、癌症**，另外還包括：**過敏、腹部消化問題、關節炎、纖維囊腫、焦慮、憂鬱、過動、精神分裂症**等。

然而，為何這些疾病突然大量地在現代人身上湧現？我們可以回溯自最早的文明病患者，從他們的生活情況來加以驗證後，可以清楚發現出一個重大線索──精緻加工食物。當美國人的生活和飲食習慣，由農業社會食用自製的**粗食**，轉變成高速發展社會下的**工業化精製食品**，隨著時間產生了巨大的改變，同時間也對身體造成嚴峻的考驗，文明病也隨之而生。

　　由於精製食品在加工製造的過程，原有天然食材中的營養素、纖維質、維生素等，通通都大量流失掉了，當我們吃進這些沒有太高營養價值的食品，自然就加速文明病的逼進，健康於是節節敗退。

　　我猜想，發展精緻食品的最初概念，並沒有人意識到，將因此犧牲掉其中的關鍵營養素，也沒有人思考到，這些營養素對於健康有著不可取代的重要性。於是，有些生理學家漸漸地發現到，精製食品遠遠不及過往的粗糙食物。

　　其中包括阿德爾‧戴維斯（Adelle Davis），T‧L 克里夫醫師（Dr. T. L. Cleave）、丹尼斯‧伯基特（Denis Burkitt）、亞伯罕‧賀弗（Dr. Abram Hoffer）、H‧休葛‧辛克萊醫師（Dr. Hugh M. Sinclair），以及其他領域的學者們，開始投身研究，並且發表論文、出版品來論證食物與健康的關係，隨後引爆了一場「食物文化革命」的運動。

　　因為這群醫界研究先驅們，現今人們才能夠清楚明白食物和健康之間息息相關，牽一髮動全身，然而我們畢竟所知有限、所做不足，更多面向仍然有待學習。

關於營養學黑暗史──兩種致命危害

　　當我們準備好，開始檢視現代飲食失調問題的時刻，依然必須重新回顧營養學的黑歷史，從中得知一個值得玩味的現象──缺乏營養素，將嚴重影響人類的健康，都是古今皆然的事實。

　　過去，曾發生兩種神祕難解的不治之症，這類一發不可收拾的疾病，可以說和如今排山倒海而來的文明病，有相類似的情況。

　　腳氣病、糙皮症──這兩種過去被賦予神祕面貌的疾病，時至今日看來，早已經被揭開謎底了，然而這個從混沌到清楚的解謎過程，正好為我們演示出找回健康的關鍵，同時給予那些走往疾病發展歷程上的朋友，一條及時迴轉，並得以依循的路徑。

▲ 腳氣病（Beriberi）：糾纏上世紀的不治之症

約莫在 100 年前，多數的東方國度，舉凡日本、印尼、印度、中南半島等國家，捨棄了過往以糙米為主食的習慣，改以機器碾製去殼的**白米**。

重點在於，白米方便且易於保存，幾個月到數年可以說都不成問題，加上生產乾淨白米相當容易，只要有一台機器，就能輕易除去外殼，得到一顆顆明亮潔白的果實，這是個再簡單不過的選擇題。

然而，重點來了，原本附著於白米上頭的硬殼，那**被削掉的外皮，以及繫連於外的內皮，都富含著高度營養素**，其中包括多種維生素與礦物質，就通通被剃除掉了！

可惜的不只如此而已，當人們食用精製白米之後，也就難以攝取到足夠的**維生素 B₁**，於是**腳氣病**（Beriberi）就找上門來了，導致難以計數的人們腳部病變，形成跛子，嚴重更造成死亡。

其中，**乾性腳氣病**，顯現於外的症狀有：**雙腿先出現麻痺、癱瘓的感覺，開始神經退化、肌肉萎縮，漸漸蔓延至全身**，其他還會造成精神上的病變。此外，若是罹患**濕性的腳氣病**，顯現於外的症狀有：水腫、身體腫脹，造成**充血性心臟衰竭**，逐步邁向死亡。

難道，這些病症都無藥可醫嗎？其實不然。原因出在，那些遠古時代的人們，當時並不知曉這些病症全都起因於——腳氣病，而造成如此大的悲劇，關鍵在於缺乏維生素 B₁。

一直到了 1930 年末期，這種說法終於獲得證實，於是科學家們開始有所動作，紛紛在實驗室中製造並合成維生素 B₁，並加入病人的治療計劃內，同時在日常飲食之中施行。

果不其然，這樣的做法展現出戲劇般的結果，只用了維生素 B₁，就輕鬆扭轉這糾纏難解的疾病，打破困擾 100 多年的祕密！

一切都有了方法，如今，腳氣病銷聲匿跡，人們重回健康。

古典維生素B1缺乏症——腳氣病

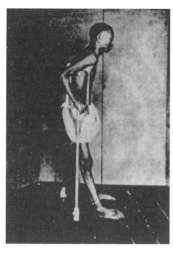
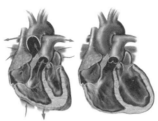
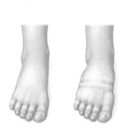

濕性的腳氣病，產生水腫，造成身體腫脹，最後因為充血性心臟衰竭而死亡。這些病症和現代許多文明病的症狀都極為類似。

古典維生素B3缺乏症——糙皮病(玉蜀黍疹)

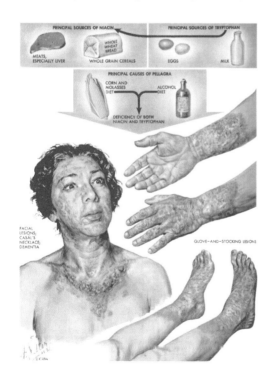

1700年代糙皮症橫掃整個歐洲；在本世紀初，它又蹂躪美國南部。1915年，糙皮症造成美國一萬人死亡，好幾千人被迫在精神療養院中渡過餘生。

維生素B3缺乏症，由於身體無法有效利用必需脂肪酸，因此等同於必需脂肪酸缺乏症，與精神疾患直接相關。

本書相關圖片皆由審訂者、德瑞森莊園細胞分子矯正衛教中心提供。

終結糙皮病大流行的公共衛生政策

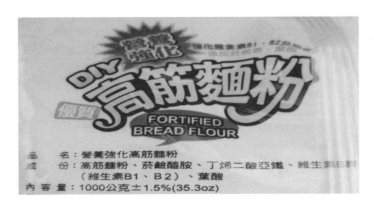

1941年起，美國政府正式在法令公告：為了終結糙皮症維護國民健康，白麵粉中必須強制添加維生素B1、B2、B3(菸鹼酸、菸鹼醯胺)和鐵質。

必需脂肪酸是細胞膜結構的主要成分

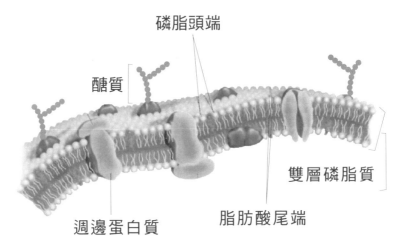

【 細胞膜的脂肪酸結構圖 】

必需脂肪酸是細胞膜結構的主要成分。

▲ 糙皮症（Pellagra）：找不出謎底的健康習題

糙皮症（Pellagra），又稱為 **B₃ 缺乏症**、玉蜀黍疹，義大利文的原意是「**皮膚粗糙**」的意思。

然而，它不只造成皮膚問題，顯現於外的症狀，還包括：**疲倦、虛弱、關節炎、耳鳴、癡呆、口腔黏膜受損、舌頭顏色變淡、潰瘍**等，為此**腹瀉**不停，或是嚴重**便秘**，更會蔓延到消化系統，導致發炎、腫脹和疼痛。除此之外，還會影響到患病者整體的**精神**狀態，產生**易怒、暴躁、神經質、憂鬱**等問題。

因此，有些人的**皮膚會持續泛紅**，出現魚鱗狀的乾皮、增厚，造成永久性結痂。

1700 年，糙皮症可以說肆虐整個歐洲大陸，直至本世紀初，它又波及整個美國南部，光是 **1915 年，糙皮症就令美國人口足足消失了 10000 人，數以千計的人被迫關在精神療養院中，痛苦的度過餘生。**

特別的是，根據觀察發現，那些容易罹患這些病症的人，以貧窮的農夫和磨坊工人為主；其中，已屆生孕年齡的婦人，以及 2 至 10 歲的兒童，最容易受到感染。

研究中指出，檢查這些患病者的飲食習慣，大多食用精緻穀物、**玉米糖漿、玉米粉**等，以及一些麵粉、玉米油、豬油等製作而成的小點心，相反地，他們的餐桌上缺少了牛奶、雞蛋、肉類、魚類等食物。

加上生理學家投入研究發現，終於在 100 年後才發現，糙皮症所展現出的不同症狀，全都只是因為缺乏了一種營養素！

然而，當時多數號稱的醫學專家，完全否定了這種說法，認定糙皮症就是一種傳染疾病而已，卻在搜尋病原體、傳染媒介中反覆失利。

1937 年，科學家們終於找到**菸鹼酸**，又稱為**維生素 B₃**，證實能夠治療糙皮症。於是，當罹病的患者服用了維生素 B₃ 之後，那些難以痊癒的症狀，竟然都奇蹟性地好轉了！

這真是一項驚天動地的大發現，果不其然，精神病患者真的就慢慢地減少，甚至消失了。

1941 年，美國政府正式在法令公告，為了終結糙皮症維護全體國民的健康，白麵粉中必需強制添加維生素 B₁、B₂、B₃、鐵質等營養素；1945 年，科學家還發現，人體可以透過**色胺酸**，再自行合成維生素 B₃。

從以上的歷史回溯中發現，罹患糙皮症的病人多數以穀物為主食，因此攝取到含量偏低的色胺酸，導致無法在身體中自行合成維生素 B₃，才導致了後續的病症。

如此看似複雜的難解問題，原來如此輕易就能破解。

重建健康觀念，找回失去的營養素

遺憾的是，由於飲食和營養失衡所導致的疾病問題，已經不只上述兩種。35 年來的持續追蹤研究發現，某些特定營養素的缺乏，正是造成現代人罹患文明病的主因。

現今美國人的身體普遍缺乏 Ω-3 脂肪酸，Ω-3 脂肪酸和 Ω-6 脂肪酸是人體中重要的兩大脂肪酸，然而相比於過往，我們在飲食中的攝取比例，卻持續地降低，竟然**只有過去的 1／5** 而已。

其中，雖然**亞麻仁油**和**魚油**富含有豐富的 **Ω-3 脂肪酸**，然而，在現代的飲食烹調中，非常容易讓 Ω-3 脂肪酸流失，卻很少人真正在意。

儘管有越來越多人開始有營養學的觀念，針對飲食需求也會盡可能地保留食物中的營養成份，但 Ω-3 脂肪酸依然不為人們所重視，直到如今，情況才稍稍有所翻轉。

　　當我投入慢性疾病的研究計劃，意外需要耗費大量的經費和時間，然而，這樣龐大複雜的計劃可能難以有好的成果發表，往往到了最後，可能還無法完成，卻換得眾多的批評和負債。

　　因此，我打算另闢蹊徑，著手進行一場小型實驗，開始召集並徵求一批自願者，加入這個慢性病研究計劃。

　　這些自願者的遴選標準，在於他們都是目前醫療上無法得到治癒的人。

　　一開始，我在提供他們的飲食中加入了 Ω-3 脂肪酸，這簡直是一件極其簡單的方法，與機車修理師傅所做的事情如出一轍——**把原先的壞油換了**，緊接著，就是等待觀察各別的身體反應和實際情況。

　　在實驗的前兩年（細節可參閱本書 Chapter 4），這些自願參與者的健康狀況開始有了戲劇化的改變，而且，最令人驚喜的事情，在於他們原先的慢性疾病，竟然有了減輕的跡象！

　　對於這樣奇蹟的結果，無疑地給予了強而有力的證實—— Ω-3 脂肪酸具有神奇療效，有助人們遠離文明病的糾纏。

必需脂肪酸，人體不可或缺的營養素

　　基本上，脂肪酸分為兩大類，一種可以在人體中自行合成的，稱為「非必需脂肪酸」，意思就是說，不用特別從食物中攝取；另一種則是人體無法自行合成，稱作「必需脂肪酸」，此類脂肪酸對於健康有著密不可分的關聯性，需要在食物中才能攝取得到。

　　身體就如同一座小型的工廠，藉由周圍的材料協同工作，由物質構成化合物，在通過細胞膜，輸送到全身上下。其中，**細胞膜的通透與彈性，需要透過必需脂肪酸，維持彈性**並強化防護功能。

　　當然，身體裡面的每一種細胞，也都需要倚靠著必需脂肪酸的協助，才能夠起到關鍵性作用，而發揮出正常的功能。因此，為了維護細胞的健康，補充並攝取必需脂肪酸，成了最重要的一件事。

假使，在我們的日常飲食當中，缺乏了必需脂肪酸，勢必讓疾病有機可趁，包括：

◇ **皮膚問題：發癢、頭皮屑、脫皮、落髮**

◇ **大腦問題：疲乏、倦怠、頭疼、緊張**

◇ **發炎問題：身體容易有不明瘀傷、發炎、關節莫名腫大**

◇ **生殖問題：不孕症、自發性流產、腎臟病變**

經由動物實驗證實，假使**長期缺乏必需脂肪酸**，動物的**體型會明顯變得矮小**，大大降低免疫力，容易受到感染，出現**皮膚疾病和脂肪肝**等症狀，更甚的話，連大腦和生殖系統，都會發育不全。

「如今的人們是否已經攝取充足的必需脂肪酸？」就我的長期觀察下，比起正常值，明顯來說遠遠不足，美國式的飲食習慣導致疾病叢生，原因就在於營養攝取不足。

此外，更可怕的是，還有一種稱為「**營養損耗物質**」的物質，**大大破壞並耗損營養素，導致已經有所缺乏的身體，對於營養素的需求提高。**

身處工業化的社會，**糖尿病**和**癌症**彷彿早已司空見慣，儘管這原本就不是自然的一件事，卻在我們吃進看似琳瑯滿目，實際上卻營養缺乏的食物中，對健康可說毫無助益，只會加劇朝向這個可怕的發展結果。

而且這些令人畏懼的疾病，有著一個共通點，都是因為缺乏某種營養素所致。

過去，那些廢寢忘食、花費數百年專注投入研究的科學家們，好不容易才發現**缺乏維生素 B 群**，竟然與**腳氣病**、**糙皮症**有著密切關聯，如今的我們，難道還要再次花上自己一生的時間，才能清楚明白現今的疾病，和營養素的缺失充滿關係嗎？（Chapter 3，將對現代飲食問題，做出更為深入的檢視。）

為什麼要經過這麼長的一段時間，才能讓科學家開始注意到

Ω-3 脂肪酸呢？答案是：缺乏足夠的儀器設備。根據一位著名的生理營養學家雷夫・霍爾曼（Ralph T. Holman）研究紀錄寫到，原先打算進一步探究，卻因為儀器無法精準分析微量的脂肪酸，也由於無法測量，才讓脂肪酸缺乏和疾病的關係擦身而過。

於今，直到 1975 年才發明了新的儀器，也才往營養學的研究邁進了一大步，研究證實——對於**維持身體系統功能的正常運作，必需脂肪酸扮演著關鍵性的角色。**

營養素的缺失，將成為現今大多數疾病發生的主要原因，與過去流行病猖獗如出一轍，只是現在我們所缺的是 Ω-3 脂肪酸。

Ω3 體質改造計劃，從現在開始做起！

健康的個體，都是由一個健康的細胞發展起來，就像是所有生命的起源，從卵子和精子的相遇開始，結合成一個受精卵，進而分裂成更多的細胞，然後再次分化，最後才形成了一個人。

假使，一開始的根源細胞就不健康，後續所形成的人體，自然也可能不會那麼健康！

然而，秉持著「健康絕非偶然，而是我們生而帶來的權力」這股信念，才讓我得以發展出 Ω3 體質改造計劃。

Ω3 體質改造計劃，是一個相當完善的飲食提案，它具有簡單的做法，從均衡飲食的概念發展而來，分享如何攝取到各種必需營養素，使其交互作用，達到最大的效應，如此就能夠指引大家朝向健康的路徑。

大致上的計劃內容，就是在飲食當中補充適量的 Ω-3 脂肪酸、維生素、礦物質和纖維質等，使其協同作用，使身體具備自我保護和修護功能，進而療癒疾病帶來的傷害。

當我們關心自己的健康狀態，最重要的一點就是，遠離真正的危險來源，不能再忽視圍繞在我們周圍的食物，放任自己繼續食用過度精緻化的食品。

　　假使為那些從沒有做過完整測試和檢驗，而且安全性堪慮的東西，把自己的身體貢獻出去嘗試，我稱作為「大美國食物實驗室」！

　　從現在起，避開所有精製食品吧！

　　從本書的 Chapter 2 到 Chapter 10 開始，我將明白告訴各位，必需脂肪酸是如何在體內協同運作，維護並鞏固我們的健康。從 Chapter 11 到 Chapter 12 當中，還會提供一個簡單的 Ω3 體質改造計劃，可以根據個人的不同需求，進行營養素的療癒補充，找回身體的健康。

【Ω-3 脂肪酸奇蹟──臨床療癒實證】

脂肪酸的重要性，無庸置疑！

　　人類需要 Ω-3 脂肪酸來維持生命和健康，已經在過去的一項重要實驗中被證實了。

　　1970 年的英國，展開一項以猴子為動物實驗的計劃，研究者將飼養中的 8 隻年輕猴子，餵食玉米油作為其唯一的脂肪來源。玉米油含有大量 Ω-6 脂肪酸（約 59％），卻含有**極少量**的 Ω-3 脂肪酸（約 1％）。過去研究者也用此配方來餵養老鼠，老鼠並無出現任何明顯的病症和症狀；然而，在猴子的實驗中，猴子們在兩年內開始紛紛生病了，可怕的是，就算後續研究人員加入其他營養素給予補充，進行補救措施，依然回天乏術！

　　最後，這些猴子深受疾病所擾，有兩隻**腸道持續發炎**，導致腹瀉不止，其他兩隻精神開始失常，變得無法克制衝動，進而**自殘**，導致發炎和感染，剩下的 4 隻，早已**死亡**。

　　相當顯而易見的，這當中一定哪裡出了問題！

　　果然，在後續的追蹤時，研究員為這些存活下來的猴子們，開始**大量補充亞麻仁油之後，短短兩個月之後，就恢復了健康**。

　　亞麻仁油含有豐富的 Ω-3 脂肪酸，回過頭而思考，為何小老鼠可以不受影響，也許就是因為玉米油中的少量 Ω-3 脂肪酸，給予牠們存活的力量，然而身型較大的猴子，就無法倖免於難了！

　　Ω-3 脂肪酸對猴子來說已經嚴重不足，何況是人類呢？自然是不夠。

　　現代生活的飲食習慣，導致 Ω-3 脂肪酸缺乏越來越嚴重，但是只要開始改變飲食，拒絕過度精緻的食品，回到過往**粗糙飲食**方式，就能夠攝取到充足的 Ω-3 脂肪酸和其他營養素，自然就能遠離文明病，找回健康！

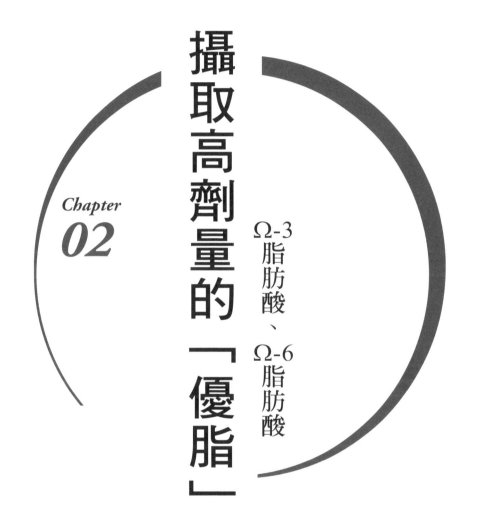

Chapter
02

攝取高劑量的「優脂」

$\Omega\text{-}3$ 脂肪酸、$\Omega\text{-}6$ 脂肪酸

　　對於「脂肪」的想像，一般人都會和「過重」、「肥胖」產生關聯，只要浮上腦海，往往都是負面的、健康有害的形象。然而，某些脂肪酸現在已被證實，其實對於健康十分有益。本章中，將介紹各種不同類型的脂肪酸，包含 Ω-3 脂肪酸和 Ω-6 脂肪酸，解釋這些必需脂肪酸，在日常飲食中扮演的關鍵角色，讓讀者領略到脂肪酸的必須性，避免貿然實施無脂飲食，反而造成健康的確實危害。

能量密度最高的營養成分──「脂肪」

　　為了維持正常的身體運作，脂肪跟醣類都是必備的能量來源，尤其是脂肪，是各種主要食物中，能夠獲得最高能量的營養成分。**單單是 1 克的脂肪，就能夠提供人體內 9 大卡的能量，然而換算回醣類，卻只能提供大約 4 大卡的能量密度。**

　　大部分多餘的脂肪都會經由體內的脂肪細胞收集儲存，成為大家不愛的「體脂肪」，然而，其實這些脂肪組織具備保暖和保護人體器官的功用，除了能夠作為身體所需的燃料，更能被其他器官發揮利用，脂肪酸是成為重要的溶劑，促使**脂溶性維生素 A、D、E、K 溶解，**同時被人體完整的吸收利用。

人工合成的「畸形」脂肪酸──反式脂肪

　　在現代社會中，許多含有脂肪的食物是利用人工「氫化法」過度加工而成，比如：人造奶油【編審註】或酥油，然而，這些人工副產品，將對人體內的必需脂肪酸形成干擾。

編審註

近年來，國內、外超市推出一種號稱非脂肪、無熱量、無膽固醇的人造合成油（蔗糖聚脂脂肪 Olestra），這種人工製品雖然訴求健康，實際上卻是引發營養不良的兇手。

由於合成油無法被腸道吸收，雖不會增加任何體重，但會導致腹瀉，更糟的是，在脂肪吸收效果不佳的過程中，人體因為也不能吸收重要的脂溶性營養物質，如維生素 A、D、E 和 K 而會致嚴重的併發症，如心臟病、骨質疏鬆症，以及無法撲滅的自由基之火，進而引發氧化性損害。

這些食物藉由**高溫**或化學催化，打入大量氫原子，促使氫與碳原子結合，硬生生破壞脂肪酸上的不飽和脂肪鏈。由於這樣的**氫化**作用，能夠拉長食物的保鮮期，避免脂肪氧化變質，因此廣為現代食品界所使用。然而，這種化學改變也會導致脂肪酸的凝聚性變大，破壞不飽和脂肪酸中的生物功能，有時甚至會產生「**反式脂肪**」等自然界中的畸形物質。

另外一種常常提到的物質，是動物體內形成的蠟狀物質——膽固醇。膽固醇其實是細胞膜及神經組織間的重要元素，膽固醇的多寡將會影響身體的健康狀態，不僅肝臟或其他細胞會合成膽固醇，食物的攝取，也是體內膽固醇增減的重要方式，牛肉、家禽肉和雞蛋類等，內部都含有豐富的膽固醇成分，足以影響細胞狀況。

長壽的秘密，必需脂肪酸的均衡狀態

大多數的脂肪酸，人體都可以藉由**碳、氫、氧**自行合成，不需要經過飲食攝取得來，這些脂肪酸被統稱為「非必需脂肪酸」。不過，有一種類型的不飽和脂肪酸，是人體沒辦法合成的，這種沒辦法合成的多元不飽和脂肪酸，必須透過食物的攝取來獲得，所以又被稱為「必需脂肪酸」。

我們接下來在內文中，不斷重複提及的 Ω-3 脂肪酸以及 Ω-6 脂肪酸，就是必需脂肪酸中的兩大種類。長鏈的 Ω-3 脂肪酸和短鏈的 Ω-6 脂肪酸相互影響，能進行體內細胞的多樣性活動，甚至構成細胞膜本身。Ω-3 脂肪酸內含有 ALA（α-次亞麻油酸）、EPA 和 DHA；Ω-6 脂肪酸內則是有亞麻油酸、ARA 花生四烯酸所組成。

同樣是不飽和脂肪酸，Ω 脂肪酸中的「3」和「6」都代表了物質中不飽和鍵的位置，而氫原子的數目，影響了這兩種必需脂肪酸的差異。氫原子數目較少，表示不飽和鍵較多，同樣處在常溫下時，就會比較具有流動性，而 Ω-6 脂肪酸則比較不具流動性。Ω-3 脂肪酸通常被稱作「超級多元不飽和脂肪酸」；相較之下，Ω-6 脂肪酸雖然也是不飽和脂肪酸，但僅僅是「一般多元不飽和脂肪酸」。

這兩種脂肪酸存在的地區與動植物並非固定，而唯有這兩種脂肪酸在體內達成完美的平衡，身體才能保持良好的健康狀態。氣候是影響這兩種脂肪酸的其中一個重要因素，由於細胞膜在寒帶氣候中，可能會產生結凍的狀態，為了讓它能好好發揮組織功能，**在北方寒冷氣候的植物，會合成較多的 Ω-3 脂肪酸，來幫助細胞膜保持流動**。

相比之下，**生長在溫暖海域的魚群、動物，由於不需要擔憂細胞膜凍結破裂，Ω-3 脂肪酸的含量相比寒冷地區的魚群就比較少**，而南方植物卻會產生較多的 Ω-6 脂肪酸。因此，假如我們今天想要攝取比較高的 Ω-6 脂肪酸，選擇油類時，可以使用南方出產的植物性油脂，增加攝取。

必需脂肪酸影響了身體的健康狀態，更左右了身體是否能夠長壽，它的影響主要可以分成幾大面向：首先，幫助成長期的嬰幼兒發育出完善的腦神經細胞；另外，由於它是細胞膜的重要成分，維持均衡的必需脂肪酸還能防止肌膚乾燥，避免細胞脫落；最後，調控身體的運作也是必需脂肪酸的重要功能，如何在人體內部有效利用膽固醇？都需要仰賴必需脂肪酸提供協助。

不管是 Ω-6 脂肪酸還是 Ω-3 脂肪酸，單一脂肪酸的攝取都是不夠的，必須尋找這兩類脂肪酸的平衡點，才能永保健康長壽的逆齡狀態。

降低血膽固醇濃度，將導致疾病風險增加

膽固醇在一般人的印象中，都是造成血液堵塞，對於健康有害的物質。但其實膽固醇又包含了「壞的膽固醇」以及「好的膽固醇」，**「必需脂肪酸」是細胞膜的主要成分**，能夠合成膽汁，同時調控許多身體內的物質，以促使他們維持均衡狀態，在維持身體健康的面向上，扮演了關鍵性角色。【編審註】

以膽固醇做為調控身體物質的原料，它的功能有很多，肝臟需要倚靠它來合成促進消化的膽汁；性荷爾蒙必須倚靠它合成足量的

物質，維持各種與性相關的人體功能。除此之外，陽光照射的過程中，位於體內細胞膜內的膽固醇，可以轉換為維生素 D，藉以調節鈣離子在體內的均衡程度。【同上編審註】又如腎上腺皮脂醇、神經的正常功能維護等等，種種人體內的荷爾蒙與物質都須倚靠膽固醇合成，膽固醇對於人類來說，其實扮演了相當重要的角色。

　　低密度脂蛋白（LDL）是血液中負責攜帶膽固醇旅行，運送給每個人體細胞的物質。由於膽固醇無法溶於水中，因此，膽固醇進到了血液中，卻無法被溶解、攜帶，為了方便血液攜帶膽固醇，肝臟會利用必需脂肪酸、蛋白等物質，形成脂蛋白，把膽固醇包起來。脂蛋白是水溶性的，能夠溶於血液中，促使膽固醇能夠隨著脂蛋白一起運送至全身。

編審註

維生素 D_3 的補充與癌症的迷思：
近年來，歐美對於維生素 D_3 的研究顯示，維生素 D_3 的缺乏可能與乳癌等癌症相關，由於維生素 D_3 缺乏造成骨鬆之後，鈣化乳房的風險升高，確實會提高乳癌的罹患率（臨床上，乳癌篩檢所採用的乳房攝影，即是以乳房中的鈣化點為主要觀察指標），因此鼓勵癌症患者補充維生素 D_3。
「D_3 缺乏致癌論」之假說，是針對長期移居至北半球的深膚色人種所做的研究。由於長期缺乏日曬，加上深膚色阻斷陽光中紫外線 UVB 的穿透，而影響人體正常合成維生素 D。
但就地域上的差別顯示，此理論並不適用於淺膚色之高日曬國家之居民。若台灣地區慣性防曬的婦女，有維生素 D 缺乏的問題，可由增加日曬時間、補充鮭魚、$\Omega3$ 與卵磷脂（提升 HDL 濃度）解決。
臨床上，曾經觀察到癌症患者，即使藉由體外補充 B_3 讓血液中有高濃度的維生素 D_3，仍復發大腸癌，因為細胞對維生素 D_3 的吸收障礙問題，絕大部分來自於細胞膜上維生素 D_3 受體（D_3 receptor）的損傷（因細胞膜長期以來被自由基與慢性發炎所破壞）。就如同糖尿病患者（胰島素受體問題）補充葡萄糖無益的道理，是一樣的。因此，台灣地區患者的乳癌、攝護腺癌、大腸癌與腎臟癌等，因骨鬆形成器官鈣化所導致癌症之防治，首先要回歸到細胞膜之修補（補充 $\Omega3$ 與卵磷脂）與鎂離子的補充下手（防止鈣質沉積於細胞），再探討維生素 D_3 與 PTH 是否有過量或缺乏的問題。盲目的補充 D_3，恐會造成進一步的問題。

　　「好的膽固醇」指的即是這種高密度脂蛋白（HDL），它負責將膽固醇從血液運送回肝臟，使得人體能夠正常運作。然而，一旦血液中的膽固醇含量過高，膽固醇就容易沾黏在動脈的血管壁上，造成動脈管腔變窄，這些膽固醇即被稱為「壞的膽固醇」（HDL）。

　　想要讓膽固醇發揮應有的功效，但卻不會危害人類的健康，只有從食物中攝取足夠的必需脂肪酸，才能達成。不飽和脂肪酸能夠降低血液中膽固醇的濃度，讓膽固醇正確的回到肝臟，而不附著於血管壁上；然而，飽和脂肪酸則剛好相反，容易增加血液中的膽固醇濃度，造成心血管疾病的機率大幅升高。研究顯示，假設血液中低密度膽固醇的濃度高於 150 毫克【編審註】，那麼罹患心臟病的機率將高出旁人許多。

　　那麼，降低膽固醇就能有效減少心臟病的發生機會嗎？有一項令人震驚的醫學界發現顯示，即使透過藥物或低膽固醇飲食，改善病人血液中膽固醇的濃度，確實可以有效減少心臟病的死亡人數，但整體的死亡率卻沒有下降。這表示，將某些病患的總膽固醇濃度控制在 160 毫克以下，能夠改善他們心臟病發生機率，卻也同時**增加了肝癌、中風、肺病、酒精成癮或自殺等其他疾病的死亡率**。

　　由此可知，一如我們前面所說，膽固醇是人體合成許多重要物質的關鍵，過低的血膽固醇會導致身體功能無法正常運作，體內的重要合成物質不足，影響疾病的發生。因此，假使想要維持健康狀態，並非一味的降低血膽固醇濃度即可，可以**透過攝取 Ω-3 脂肪酸的食療方法，維持血膽固醇濃度，但是降低血液中「壞的膽固醇」（LDL）囤積，增加血液中「好的膽固醇」（HDL）攝取，使身體維持在一個正常的膽固醇濃度之中，並發揮膽固醇的最佳功能，才是長壽保健之道。**

編審註
血液中的膽固醇濃度，單位為毫克數／100 毫升。

左右人體功能的前列腺素

人體內有各種調控身體活動的調控因子，Ω-3 脂肪酸和 Ω-6 脂肪酸等必需脂肪酸，分別會形成不同功能的調控因子，比如：**類花生酸**、前列腺素等。這群調控因子中，**前列腺素**是最重要的一種，只能藉由必需脂肪酸合成，這也是為何我們不能缺少必需脂肪酸的原因。

許多科學家對於前列腺素都作了研究。1982 年，諾貝爾醫學獎的得獎人，是一位研究前列腺素的生物學家，他針對多達 12 種以上的前列腺素進行研究，包含類花生酸在內，並證實了它是維持生命所需的必要物質之一。避免太過複雜，本書針對這些物質，統稱為「前列腺素」。

掌控體內各種組織功能的前列腺素，影響人體的範圍廣大，包括：

◇ **維持血管收縮與舒張、協助血液凝結等心血管和腎臟功能**

◇ **調節胃酸和消化系統的分泌**

◇ **影響細胞分裂，調節體內治療和修復功能**

◇ **調節免疫系統產生的過敏反應；發熱、疼痛等發炎反應**

◇ **調節大腦神經細胞連接功能**

◇ **調節月經週期等生殖系統功能**

◇ **調節體溫功能**

以及許多包含控制**眼壓、耳壓、關節液**等其他功能的維持等等。這些都是目前已知的前列腺素功能，可知前列腺素對人體的影響頗深。除此之外，科學家目前也在努力尋找，前列腺素中尚未被發現的功能。

儘管前列腺素是一種局部性的激素系統，作用的範圍只限於局部性的細胞或組織（全身性的激素影響範圍將擴及全身），但從上述的功能中，我們可以知道，前列腺素仍然會影響身體內部大多數的組織功能。

　　想要維持完整的身體健康，兩種 Ω-6 脂肪酸和 Ω-3 脂肪酸都必須同時攝取，並達到一定平衡，這兩種必需脂肪酸依據功能的不同，會產生不同的前列腺素。想要維持必需脂肪酸比例的均衡，在現代化的飲食中並不容易，因為 Ω-3 脂肪酸在現代食物中嚴重缺乏。如果能透過飲食攝取適當比例的必需脂肪酸，肌膚、心臟、肝臟和生殖器官都能有更好的發揮，對於傳染病或癌症的預防也能收很大的功效。

　　透過必需脂肪酸合成的前列腺素，是如何影響我們的健康？

　　可以從消化系統的工作原理來探求答案。消化管的蠕動，是為了確保食物能在消化道中移動，屬於肌肉的波狀運動，如果蠕動情況良好，則代表消化系統的工作速率極佳。

　　而**消化道的肌肉**又必須透過**神經細胞控制**（自律神經），才能產生健康的蠕動，前列腺素正是控制這種神經細胞的重要成分，適當的前列腺素能夠促使神經細胞產生潤滑分泌物，藉此改善消化系統的食物前進狀況。假如前列腺素分泌異常，不論是過高或是過低，都會產生脹氣、潰瘍等消化系統的各種病症。

　　胃潰瘍的形成，乃至於其他消化系統的潰瘍，都起源於前列腺素的異常分泌。比如說，某些前列腺素原本能夠控制胃壁細胞，促使細胞分泌黏膜保護胃壁，然而，**當前列腺素的濃度分布不均衡，黏膜的厚度將漸漸減少**，胃壁就比較容易受到胃酸的傷害。

　　之後的 Chapter 4 將提及，我曾經透過臨床實驗，幫助許多有消化道問題（包含吞嚥**機能失調**、**大腸激躁症**等）的病人，改善腸胃病症。方式就是透過補充 Ω-3 脂肪酸，來幫助維持前列腺素的正常分泌，當補充了大量的必需脂肪酸後，大部分的病人病症都改善並痊癒了。

如何藉由食物攝取豐富的 Ω-3 脂肪酸？

　　在寧靜的深海中，有一群位於海洋食物鏈最底層中的浮游植物，

這群生物含有豐富的 Ω-3 脂肪酸，是製造 Ω-3 脂肪酸的主要來源。

　　魚貝類透過食用浮游植物，能夠獲得他們體內的 ALA 營養素，這些 ALA 正好是用來合成 EPA 和 DHA 等長鏈脂肪酸的物質，幫助我們攝取到健康 Ω-3 脂肪酸。然而，由於**魚油自身無法提供 ALA**，因此，我們必須藉由其它的食用油類獲得 ALA，例如：亞麻仁油。

　　從遠古的希臘羅馬時代，亞麻仁就被廣泛的使用在醫療及烹飪上。二次大戰之後，有些家庭習慣在日常穀物中，淋上一匙亞麻仁油食用，因此許多商人便透過亞麻仁萃取，獲得新鮮的亞麻仁油，運送到許多富有的北歐家庭，作為食用油使用。

　　亞麻仁油中 ALA 的含量高達 **50%** 至 **60%**，是相當健康的烹飪油，除了改善慢性疾病，也是 Ω-3 脂肪酸的最佳補充來源。相對於數百年的歐洲歷史中，時常出現的亞麻仁油食用紀錄，一般美國家庭並不常食用這種油品。烹調上大多以蔬菜油、胡桃油、大豆油以及小麥胚芽油為主，這些油品中的 ALA 含量都較低。

　　然而，對於需要大量攝取 Ω-3 脂肪酸的病人而言，亞麻仁油有許多食用的優點，除了 ALA 以外，還有一種木質素的植物纖維，能夠減少乳癌、結腸癌和前列腺癌的發生機率。僅僅透過簡單的烹調，例如：在沙拉上撒取一些亞麻仁油混和食用，就能攝取大量 ALA 以及植物纖維。

　　對於絕大多數的人來說，只要攝取足夠的 ALA，就可以得到豐富的 FPA 和 DHA 等 Ω-3 脂肪酸，因為 ALA 能夠自行合成 Ω-3 脂肪酸。但仍舊有極少數的人，無法透過 ALA 攝取足夠的 EPA 和 DHA，假如你是那為萬中選一的幸運兒，光靠亞麻仁油仍然無法攝取充足 Ω-3 脂肪酸，此時就虛要考量額外補充魚油[編審註]的必要性。

　　尤其對於孕中婦女來說，Ω-3 脂肪酸的營養，會間接影響到**胎兒的腦部發育和生長**，因此懷孕時期，更要多攝取魚油和魚貝類，才能得到充足的 Ω-3 脂肪酸營養素。

從飲食開始，邁向健康之路

個人體質的差異，造就了這些失調的病症，而現代飲食習慣的改變，無法從食物獲得足夠營養素，更加劇了個人身體機能的失調情況。我們將在 Chapter 3 闡明，現代食物的改變是如何影響了我們的身體運作。

許多營養專家建議我們，在飲食中，透過魚類和纖維質的攝取，來減少心臟病的發生機會，不過他們從來沒告訴大家，為什麼補充魚類和纖維質，就能改善這些病症？正確的說法是，那些長期偏食，缺乏 Ω-3 脂肪酸、纖維素、維生素和其他必需營養素的人，非常適合攝取魚油或植物油，因為內含的 ALA、DHA 和 EPA，都能解決 Ω-3 脂肪酸不足的問題。

回到現代化精緻飲食的課題，其實只要在飲食中，食用較為粗糙的原形食物，不但能夠預防心血管疾病，還能避免肥胖、癌症，甚至精神疾病等可怕疾病的傷害，讓身體獲得更多的好處。

加速老化，就是其中一種現代化病症，現代人缺乏的營養素很多，營養素在身體內會交互影響，因此，當飲食中缺乏足夠營養素，就可能導致各種文明病的發生。例如：維生素 B 群，導致腳氣病和糙皮症的流行，而 Ω-3 脂肪酸、纖維質、多種礦物質和維生素的缺

編審註

除了深海魚與海豹等海中動物的脂肪外，要從陸上動物肉類中攝取 Ω3 幾乎是不可能的，唯有**蛇肉**與**母乳**中含有一定劑量的 Ω3，這就解釋了民間為何認為，喝蛇湯能解毒消炎，而吃母乳的小孩不會過敏的原因。

若要從深層魚類中攝取 Ω3 則需留意魚油、魚肉是否含有重金屬污染，由於魚油中的 Ω3 已直接轉化成 EPA 和 DHA 的型態，無需經由肝臟做合成轉換，適合肝功能不佳，或基因上無法自行轉化 Ω3 成為 EPA 與 DHA 的人使用。

但美國心臟學會建議的每天魚油攝取量是 1 克，若要加量需以體重做標準，而且魚油應以魚身為來源，不要來自肝臟，雖然深海魚類肝臟中有許多 Ω3，但同時也含有高濃度維他命 A，如此高濃度的維他命 A 對身體是有疑慮。美國健康部也警告，每日魚油攝取量超過 **3 克**或更多，會增加出血性腦中風的風險。

乏，會導致這些營養素無法產生「調節性脂肪」，進一步導致健康功能的傷害。

　　因此，許多維持傳統**粗食**習慣的地區，比如未開發國家的居民，動脈硬化、糖尿病、精神分裂症和**大腸激躁症 (IBS)** 等文明病，都幾乎不曾看過他們罹患，然而，這些病症卻長期困擾著已開發國家的居民。由此可知，我們罹患的疾病類型，往往與生活型態及飲食習慣有關，反而不全是醫藥和基因的問題，只要嘗試改變，就能完全改善健康狀態。

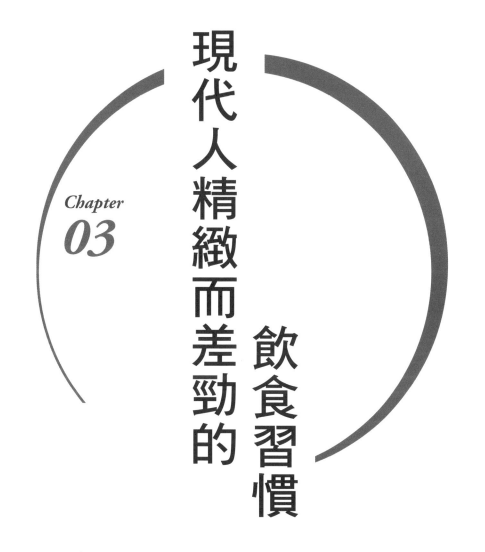

Chapter
03

現代人精緻而差勁的　飲食習慣

本章延續 Chapter 2 的內容，進一步探討食物與健康之間的關係。透過上一章節的討論，我們已經知道，多數人的日常飲食，充滿現代化、精緻性的食物，反而導致了營養素不均衡的現象。然而，這種情形是怎麼發生的？日常飲食中究竟要作出什麼改變，才能找回原本屬於我們的健康？如果缺乏 Ω-3 脂肪酸或纖維質，又將導致哪些疾病產生？在本章中，我們都會接續討論。

效法日本式飲食，捨棄精緻食物吧！

科學家曾經嘗試研究移居美國的日僑，以及接受現代化飲食習慣的日本人，發現隨著日本飲食的現代化，罹患心臟疾病或及結腸癌等其他病症的人數，正逐步的攀升。

如果我們將時間往前回推，來到 30 年前的日本社會，當時的日本，維持著**傳統的日本飲食習慣**，習慣食用**鮭魚、鯖魚**等 Ω3 內含豐富營養的魚類。飲食中飽和脂肪酸和人工氫化脂肪的含量非常低，反而擁有相當大量的纖維質、高含量的 Ω-3 脂肪酸必需脂肪酸，以及充足的礦物質「**硒**」元素。對於那時候的日本人來說，乳癌、結腸癌、前列腺癌和心血管疾病等病症，幾乎是聽都沒聽過。類似的情況，也曾在針對南洋小島的研究中發現，隨著居民的飲食越來越現代化，罹患慢性文明病或癌症的機會就越大。

除了慢性的生理疾病，精神狀況的健康往往與食物也有很大關聯。以往的研究都認為，精神疾病僅僅受到遺傳的影響，依據家庭遺傳的狀態，**精神分裂症、癌症、心臟病、肥胖**等生理病症的機率容有差異。只要擁有家庭病史，家族中的其他成員罹患精神疾病的機會，就會比旁人高出許多。

然而，現代的統計資料卻顯示，**那些飲食中含有大量營養素（包括纖維質、礦物質、維生素、Ω-3 脂肪酸和 Ω-6 脂肪酸）的地區，罹患精神疾病和生理病症的比例都偏低**。挪威人的經驗，是一個飲食與營養素相關的絕佳例子，當現代社會的人們回到傳統飲食習慣中，放棄食用精緻食物，這些疾病的發生機率反而大幅下降了。

挪威，回歸傳統飲食的現代化國家

對於挪威人來說，1900 年是一個分界點，這個時期，多數的挪威人都放棄了他們的傳統食物，改食用現代化的精緻飲食。當科學家開始分析挪威人 1900 年至 1940 年時的健康狀況，發現 1900 年以後的挪威人，**罹患精神疾病、癌症和心血管疾病的機率是 1900 年前的一倍**。然而，1940 年代早期，這個數字卻突然下降了 40％，為什麼呢？這一切都要**歸因於二戰時期，德軍佔領挪威的歷史緣由**。

當時的挪威人，由於土地多被德國軍隊佔領，物資缺乏，無法取得更為精緻的食物，挪威人的餐桌上，被迫重新出現大豆、全麥、魚類等粗糙的傳統食物。科學家發現此時期的挪威人，從飲食中攝取到的 Ω-3 脂肪酸的量多達 **50％**，纖維質的消耗量也增加了，相比之下，**人造奶油**等加工食品的攝取量卻降低很多。

直到二戰結束，不知是幸或不幸，當挪威重新回歸自由與繁榮，挪威人的飲食也回復成原本習以為常的精緻化商業食物，結果罹患心血管疾病和精神疾病的機率，也重新回到戰前水準。【編審註】

一世紀的飲食傷害資料：食物損害調查報告

挪威經驗提供了我們一個很好的反例，警惕我們長時間食用精緻食物所帶來的傷害。然而，接下來讓人感到好奇的是，從蕭條到繁榮，這一世紀以來，我們究竟吃進了哪些不同於傳統的精緻食物？

我在 1980 年代，根據各種政府記載與私人的數據資料，研擬出了一份「食物損害調查報告」，這份資料記載了現代人營養素缺乏的狀況與比例，以下是幾種發現：

第一、現代人 Ω-3 脂肪酸的攝取，相對於過往少了至少 **80％**。另外，維生素 B 群的攝取，也由於食物的精緻過程流失至 50％，維生素 E、B_1、B_2、B_3 及 B_6 更是嚴重。

第二、纖維質的含量，在人體內減少了至少 75％ 到 80％ 的比

例。而大多數的礦物質，比如抗氧化劑「**硒**」的攝取量，也減少了50％；諸如**鎂**、**鉻**等礦物質元素，更因為精緻過程而幾近流失。

再來，現代文明社會中，約有 20％ 的人，每日三餐的飲食都是美式速食、汽水、以及酒精飲料，那些擁有干擾營養素功能的物質，也就是所謂的「**營養耗損物質**」，在這一世紀中，攝取量上升了很多。例如：飽和脂肪酸的攝取量，增加的比例逼近 100％，也就是增加了近一倍；而鹽分的攝取量，更增加了 500％；最嚴重的莫過於精緻醣類及反式脂肪，足足增加了 1000％！

編審註

基於美國於 1993 年錯誤的飲食金字塔政策（將穀類即碳水化合物放在金字塔底部，將脂肪的補充放在金字塔頂部）所造成的廣大慢性病效應。瑞典政府當局經由飲食營養專業機構歷經 2 年，檢視超過 16000 篇相關研究論文，首先**於 2013年 10 月 27 日由瑞典政府正式宣佈拒絕施行美國既有的飲食金字塔政策**，以低碳水化合物、高優脂飲食為最新國民飲食政策方針，世界腦力錦標賽於 2014 年的冠軍與 2015 年的亞軍，皆為瑞典國家選手所得，由此可看出，一個成功的公共衛生政策，可帶來民族智力的全面提升。

人體的大腦有 70% 是由脂肪所構成，Ω3 脂肪酸是支援大腦運作、維持良好視力最為重要的營養素，若飲食中缺乏足量的優脂而攝取過量的葡萄糖會導致腦神經系統的毒性，尤其是針對精神疾患、腦部腫瘤、腦部損傷及癲癇患者，高碳水化合物（高胰島素）的飲食會引發進一步的腦部病變，並使腫瘤快速的長大，在主流醫學的標準治療程序中，一個中風或腦傷患者於院內治療期間，亦不可以施打葡萄糖點滴。

根據長春藤連盟——布朗大學（Brown University）最新研究顯示：**阿滋海默症**的病因源自於**腦神經細胞的胰島素阻抗（鎂與鉻的缺乏症）**，因此將之歸類為**第三型糖尿病**（type III diabetes）。高優脂低碳水化合物的飲食，對腦部的運作有極大的貢獻，最早的研究源自於約翰・霍普金斯大學對於癲癇兒童治療的研究，多年來眾多的癲癇患者已經由優脂低碳飲食法得到非藥物的有效控制，由於優脂低碳飲食著重於脂肪的攝取，正好彌補了幼兒於胚胎時期的外胚層（含：皮膚、腎上腺、腦神經系統與黏膜表皮細胞）發育缺陷，當今常見的幼兒精神疾患如：**過動、自閉、亞斯伯格、癲癇、妥瑞氏症**，皆可藉由優脂低碳飲食與適當的維生素營養補充（細胞分子矯正）不藥而癒，並進一步解決此族群兒童同時產生的皮膚過敏、腸黏膜、鼻黏膜缺損（過敏）、腎上腺亢奮等伴隨之外胚層相關症候群。

透過這份報告，我們可以完全瞭解到，現代食物的組成與過去有截然不同的差異。Ω-3 脂肪酸、纖維質、維生素和礦物質的攝取量，跟以往傳統社會比起來，大幅降低了很多。除此之外，儘管這份報告並沒提及食品添加物，但它同樣擁有不可小覷的，影響健康的力量。

Ω-3 脂肪酸的科學實驗案例

作為一個飲食習慣的反例，日本和挪威都是很好的例子。當人們嘗試接受現代化的精緻飲食，放棄傳統的粗糙飲食習慣，只需要僅僅十年的時間，很多居民就會開始罹患文明病。

又如二戰時的挪威人民，放棄食用精緻食物，改吃傳統食材，這些疾病案例，在一至兩年的時間不等，就有了顯著的改變。不論是食物損害調查報告，亦或是其他科學家的研究成果，在在的都提供了我們一個很重要的訊息——現代的飲食環境，將使我們被迫放棄很多重要的營養素，導致攝取量不足，甚至無法攝取的情況。

有一個科學實驗案例，可以輔佐證明現代飲食對於人體產生的傷害有多麼重大。

前面有介紹此項實驗案例，假如減少猴子食物中的 Ω-3 脂肪酸含量，讓牠無法充分攝取 Ω-3 脂肪酸，很多現代文明病的症狀都會在猴子身上發生，然而，只要此時補充 Ω-3 脂肪酸，病狀又能很快獲得改善，恢復原有的健康狀況。

1976 年有一場實驗，進一步提供了 Ω-3 脂肪酸與健康之間的關聯證據。以兩群相同的幼鼠作為實驗對象，老鼠們的生活條件和飲食狀況完全相同，只有食用的油品不同，一組是吃 Ω-3 脂肪酸含量較低的紅花籽油，一組則是食用 Ω-3 脂肪酸含量較高的大豆油。

從幼鼠剛出生時，實驗人員就如此將他們飼養長大，直到繁衍後代，從幼鼠開始，兩組的差異就慢慢顯現，紅花籽油組（Ω-6 含 74％）的老鼠，對於迷宮的學習和判斷能力都較低，而食用大豆油的老鼠，則表現較好。由此可知，Ω-3 脂肪酸對生物的發育

成長，有很重要的必要性。

1982 年的一名人類個案，同樣證實了 Ω-3 脂肪酸的重要性。當時，一名少女的腹部受到槍擊，儘管緊急急救仍然無法自行進食。醫護人員只能透過靜脈注射，將營養素注入她的血液中，持續維持她的生命跡象。營養師根據少女當時的身體狀況，替她調配了以紅花籽油為主的必需營養物，不到兩個月，少女出現了視力模糊、步伐不穩、反射動作過慢和各種**神經系統**上的症狀。

當醫生從抽血檢查中發現，她的血液裡 Ω-3 脂肪酸的含量完全不足，於是營養師改以**亞麻仁油取代了紅花籽油**，少女的狀況在數星期內就恢復正常。

1982 年的實驗對象，雖然僅僅只有少女一個人，但是最後的結果卻提供了往後的科學家一個良好線索：Ω-3 脂肪酸的缺乏，會導致某些功能，比如神經系統的失調。Chapter 4 中，我將進一步提到自己當時進行的臨床實驗，實驗中證實了，現代飲食會造成人體很大的健康傷害。

機器取代人力，精緻化飲食的後果

從本世紀初開始，人們的 Ω-3 脂肪酸攝取量嚴重不足，探其根源，與機器取代人力有很大的關係，都是傳統的食材被現代化飲食習慣所取代的情形。當機械化的穀物去殼機取代了人工石磨，大量便宜而精緻的白麵粉開始被生產，而**富含維生素 E、Ω-3 脂肪酸、Ω-6 脂肪酸和礦物質的小麥胚芽，在去殼過程中流失了**，最後被當成動物飼料丟棄。

此時期的工業發展越來越興盛，便捷的鐵路開始普及，運輸牛肉等肉品不再是難事，可以輕易的流入整個美國市場，當地生產的豬、魚和家禽，原本含有大量 Ω-3 脂肪酸和 Ω-6 脂肪酸等必需脂肪酸，卻在此時被美味的牛排取代，含有高量飽和脂肪酸的牛肉，遂成為美國人的主要食用肉品。

除此之外，我們曾在上一章提及，氫化作用能將脂肪酸上的不

飽和鍵破壞，使得液體的不飽和脂肪酸，轉變為固態的飽和脂肪酸，而越不飽和的清油，例如：Ω-3 脂肪酸，越容易產生腐敗。由於氫化作用能夠延長脂肪酸的保存期限，減少油類腐壞，許多食品工廠為了避免食物出現腐臭味，會先將脂肪氫化後添加至其他食物中，當時，大量傾銷到商場、市場的氫化反式脂肪，也進一步導致美國人無法攝取健康的必需脂肪酸。

　　即便現在的技術，已經有很多能夠防止 Ω-3 脂肪酸腐敗的方式，但一般的食品工廠，仍然習慣採用氫化作用的方式，延長食物的保存期限。

　　反式脂肪酸是氫化作用下的「畸形」產物，它僅僅是眾多**營養耗損物質**中的其中一種。無法被血液吸收的它，假如被人體攝取，就會堆積在肝臟、脾臟、腎臟、腎上腺、心臟等肌肉器官內，就連剛出生的嬰兒都難以抵抗這種危害，因為反式脂肪會留存在媽媽哺乳的乳汁中，干擾酵素作用，導致正常的脂肪酸無法正常運作。因此，假如身體攝取了反式脂肪，就必須要攝取更多的必需脂肪酸，來維繫身體的組織功能。

　　我們剛剛提到的 1900 年代，這個轉捩點，正是人們開始大量攝取飽和脂肪酸以及氫化脂肪酸的時刻，往後的 50 年，心臟病將變成現代人類亟欲擺脫的一種流行病，而救命良藥，卻是我們攝取不足的「不飽和脂肪酸」。追究心臟病的根源，正是現代飲食中的飽和脂肪酸，以及血液內留存的「壞的膽固醇」。

　　因此，在健康觀念四起的近代，許多消費者要求食品工廠放棄氫化脂肪酸的使用，也有些公司開始主打不飽和脂肪的烹飪油或酥油，吸引消費者購買。這類型的油品，儘管 Ω-6 脂肪酸的含量確實上升不少，但 Ω-3 脂肪酸的比例仍然不足。

　　很多醫生和營養學家，都認同人們開始減少氫化過程，盡力留下多元不飽和脂肪酸的這個舉動，可惜的是，Ω-3 脂肪酸仍然在這種微量氫化的過程中被破壞，產生去除不了的反式脂肪酸。

反式脂肪酸的干擾，破壞了 20％到 40％的酵素，導致必需脂肪酸無法有效的被身體利用。而現代食物的精緻過程，又使得 Ω-3 脂肪酸在食物內的含量，大幅減少了近 80％。這些問題，都導致人體的 Ω-3 脂肪酸含量大幅減少，成為許多疾病的問題根源。

膳食纖維影響人體健康的重要性

以植物學的角度去研究纖維質，可以發現它是一種結構穩定、構成植物體狀態的物質。透過前面的「食物損害調查報告」，我們知道，現代人的身體內，不僅缺乏 Ω-3 脂肪酸、維生素等營養元素，連纖維質的含量都大幅減少。

「膳食纖維」，意指植物中無法被人體所消化的物質。膳食纖維包括兩種種類，一種是「非水溶性纖維質」，包括木質素、半纖維素和纖維素等，不溶於水，但又能吸收大量的水分，多半存在於穀物外皮中，在去殼過程中也隨之流失；另一種是「水溶性纖維質」，存在於大多數蔬菜中，包含膠質、黏膠質、植物膠等等。

纖維質並沒有辦法完全從人體器官中消化，然而它的作用在於刺激腸道蠕動、維持消化系統和胰島素的正常分泌。非水溶性纖維質吸收了水分後，會提供腸道一個適合益生菌的環境，同時，由於體積膨脹，將有助於腸道健康蠕動，排出廢物。水溶性纖維質則是能夠增加飽足感，讓腸胃能有充足時間消化其他食物，同時，對於穩定血糖，清除消化系統的有害物質、降低疾病的發生率都有顯著功效。

膳食纖維的重要性直到 1950 年至 1960 年代才被發現，當時，兩位英國的研究人員 T‧L‧克里夫及丹尼斯‧柏契特，打算常駐非洲，進行一項實驗研究。在邁入工業化的進程中，非洲許多國家開始使用機器去除稻穀，結果導致腸胃疾病、心血管疾病、肥胖症和糖尿病的人數都大幅提升。這些從非洲獲得的實驗數據，讓他們推導出一個結論：膳食纖維與健康之間關係密切。

機器去殼將同時去除必需脂肪酸和纖維質，而**血液中膽固醇濃度的控管、膽汁的大量分泌，都是由於這兩項重要營養素。**Ω-3 脂

肪酸和纖維質，各自擁有不同方法控制血膽固醇，必需脂肪酸可以直接控管血膽固醇的濃度；纖維質則能促進分泌大量膽汁和膽固醇，讓糞便從體內順利排出，也間接的控制了血膽固醇的含量。

營養素之間彼此的「協同作用」，將會有彼此加乘的功能，比如，當 Ω-3 脂肪酸和纖維質與維生素 B_3 一起共同作用時，血膽固醇的控制能達到更好的成效。由此可知，機器去殼對於健康的影響深遠。

假如我們將美國國家營養局建議的纖維攝取量，對照現今每人每日的平均攝取量，會發現嚴重不足的情況。美國國家營養局的纖維攝取量是每人每天 25 至 35 克，然而，目前的數據發現，現代化的飲食導致美國的人民每天僅僅攝取了 10 克的纖維質。

現代食物缺乏的營養素，可不是只有纖維質那麼單純，對照維生素，也同樣出現相同的狀況。假如身體內缺乏維生素，補充單一的維生素或礦物質是無法達成同樣的效果，必須同時補充維生素 E、C 和硒來解決身體的不適。

當我開始進行 $\Omega3$ 體質改造計劃時，很多參與的病人以前就曾補充過 Ω-3 脂肪酸，有些人連膳食纖維都補充過了，然而，卻遲遲沒有見到療效。直到補充了足夠的 Ω-3 脂肪酸，同時輔以飲食中的膳食纖維，才顯著地改善了消化系統及其他慢行疾病。

一如前所說，營養素之間是相互配合的，Ω-3 脂肪酸、維生素、礦物質和纖維質的產生關聯，才能導致身體系統的正常運作，關鍵在於，如何透過現代化飲食，吃進這些重要營養素。

六種慢性疾病的問題根源

飲食習慣的改變絕對不會只出現單一缺點，反而經由各項問題、失調症狀，導致十分深遠的身體系統問題。以下我們將針對疾病產生的六大原因，一一進行說明，然而，必須特別注意的是，近十年出現的種種文明病症，如果要探究其根源，其實就是一個營養失調的原因所造成。

▲ 原因一──遺傳

提到遺傳，許多生理上的明顯特徵，包括大鼻子、大嘴巴、小耳朵等，都是繼承於我們摯愛的家人，然而，就像疾病的家族特性，你知道，個人對於某些營養素的需求差異，也是遺傳所導致的嗎？假如一個人體內的酵素功能發展不全，或對於特定營養素吸收能力較低，那麼他的維生素 B 群、礦物質、抗氧化劑、纖維質或必需脂肪酸需求，相對於一般人，就會高出許多。

除此之外，遺傳因子的差異，也會導致每個人對於情緒和行為的反應都不同，某些人只要經過化學物質的刺激，就可能影響身體或體內營養素的需求差異。因此，雖然這些營養素的需求差異無法概括而論，但是同樣的失調現象和疾病罹患，卻容易在相同家族、相同遺傳基因中產生。

▲ 原因二──現代化飲食導致必需脂肪酸不足

如前所述，現代人的飲食習慣，導致 Ω-3 脂肪酸的不足成為相當常見的一種病症，當我們無法在現代食物中取得充足的 Ω-3 脂肪酸，而食物中又含有過高的 Ω-6 脂肪酸，必需脂肪酸間的平衡就會被破壞，成為人體利用必需脂肪酸，維持功能健康時的一大障礙。

▲ 原因三──精緻食物流失過多營養成分

精緻食物的過程中，會流失掉許多的維生素、礦物質或抗氧化物，比如現代人常吃的麵粉、穀物或糖，然而在製成食品的過程中，這些營養素沒有被額外添加回來，導致現代人食用時，嚴重缺乏維生素及礦物質。

許多流失的礦物質，都會影響必需脂肪酸的利用，例如：鎂、鋅、銅、硒、鈷等；而維生素 B 則可以協助身體吸收並利用這些飲食中的脂肪，幫助體內合成如前列腺素般的「調節性脂肪」，維持這些調節性脂肪的正常調節功能。

另外，當人體缺乏運作所需的抗氧化物，諸如**維生素 A、β- 胡蘿蔔素（維生素 A 的前軀物）、C、E 和硒**，人體內的必需脂肪酸將氧化並腐敗，導致調節性脂肪的不足，甚至在腐敗過程中，更可能產生危害健康的有害物質。

▲ 原因四——缺乏維生素，影響腸道健康

健康的腸道環境必須**仰賴營養素之間的共同作用**，才能**打造出健康的腸道環境**，必需脂肪酸和維生素就是其中一例，當缺乏維生素時，腸道內的脂肪酸將被破壞，導致血膽固醇的濃度上升，迫使身體需要更多的必需脂肪酸，才能**控制血液中脂肪和膽固醇的濃度**。

▲ 原因五——缺乏運動，心理、生理問題影響深遠

從一組動物實驗中，我們發現，食用高脂飲食的猴子，只要每週運動三次，每次一小時，讓此狀態維持一年，相比沒運動過的猴子，罹患動脈阻塞的機率也降低很多。以 Ω3 體質改造計劃為例，同時補充 Ω-3 脂肪酸、維生素和纖維質，都能**改善實驗案例的心情平穩、提升抗壓性**，以及對於**挫折的忍受度**。

這些研究都在在證實，想要增進健康、改善免疫系統、心血管疾病，甚至心理健康等，除了適時的補充營養素，也可以固定進行規律的有氧運動。

▲ 原因六——營養耗損物質和有毒物質的干擾

有許多**阻礙前列腺素合成**和必需脂肪酸利用的因子，被統稱為「營養耗損物質」及有毒物質，例如：

◇ 過量的飽和脂肪酸

◇ 反式脂肪

◇ 大量精製的麵粉和糖份

◇ 大量咖啡因或酒精

◇ 吸菸產生的有毒物質干擾

◇ 興奮劑的濫用

◇ 處方藥物的濫用

◇ 與日俱增的環境污染物

上述很多物質，充斥在我們的日常生活飲食中，他們不是營養素，反而是阻礙吸收的「**營養耗損物質**」，這些種種營養耗損物質的因子，將導致身體對於營養素的需求提高，同時限制了必需脂肪酸的功能。比如：儘管人體有能力可以自行清除血管堵塞，但當常常食用美式速食店以炸油、回鍋油製成的食物時，有毒物質不僅干擾身體清除的速度，也容易因為反覆的阻塞，進而導致心臟病的發生。

我們攝取了足夠的 Ω-3 脂肪酸嗎？

從很多研究中我們都發現，美國家庭的食用油，儘管成分有所差異，但是同樣存在著 Ω-6 脂肪酸過高、Ω-3 脂肪酸攝取不足的問題，並且擁有過多的反式脂肪酸，干擾細胞膜的正常運作。當身體出現過多的反式脂肪，就需要更多大量的 Ω-3 脂肪酸來阻止它的傷害。

不管是家庭中常用的紅花籽油、玉米油、葵花油、棉種子油，還是花生油，這些蔬菜油都有共通的特點，就是必需脂肪酸的平衡不足。這些不見得是蔬菜本身的緣故，比如說，大豆原本的 Ω-3 脂肪酸和 Ω-6 脂肪酸的量都很高，然而經過壓榨加工，氫化過程中導致了 Ω-3 脂肪酸的含量減少，大大降低了大豆油的營養價值。（參考書後彩色拉頁）

針對氫化過程，其實有許多更優秀的技術可以延長脂肪的保存期限，如果能夠被加以推廣，就能家被滿足人體對 Ω-3 脂肪酸的需求。

本章之末，我們應該反過來思索一個問題，自己的 Ω-3 脂肪酸

是否都攝取充足，同時被人體吸收運用了呢？答案通常是沒有的。依據我多年的臨床經驗，只要多一點點的的 Ω-3 脂肪酸，就能維持人體的健康，然而，結果往往是，我們的攝取量遠低於含量。那麼我們究竟有多需要 Ω-3 脂肪酸？答案是：非常需要！

在往後的章節，尤其是最後兩章，我將進一步介紹 Ω3 體質改造計劃，同時針對各種營養素，包括維生素、礦物質和纖維質的運用，進一步深入探討。只要保持 Ω-3 脂肪酸和 Ω-6 脂肪酸的均衡，就能達到維護身體機能的健康訴求。

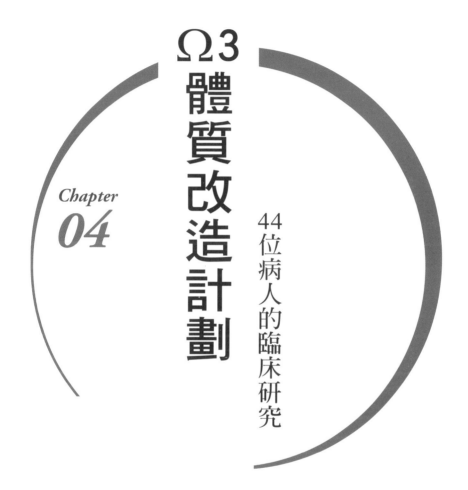

Ω3
體質改造計劃

44位病人的臨床研究

Chapter
04

隨著時代演進之下，科技的進步加速了食品工業的蓬勃發展，人們日常的飲食習慣也有了巨大改變。

俗話說：「病從口入」，攝取的食物更是影響我們健康的關鍵；然而，這個議題卻沒有受到廣大的注目，少有長期研究深入探討我們所攝取的食物與飲食習慣對健康的影響。

針對這個議題，我從事了一連串的臨床試驗，在 1980 年代，徵求了 44 位病人的同意做了臨床試驗，竟然有了重大發現。

研究顯示：現代人的飲食攝取跟早期人類有很大的差異，其中最大的變化便是 Ω-3 脂肪酸攝取量的減少。然而，Ω-3 脂肪酸和 Ω-6 脂肪酸被視為人體唯一的必需脂肪酸來源，一般的營養學家與醫師並不認為 Ω-3 脂肪酸有何特殊的重要性。幸好，終於有人慢慢開始發覺到 Ω-3 脂肪酸對於人體健康的關聯性，傾注大量的人力與資源進行相關的研究。也因為如此，營養學邁入了一個嶄新的篇章。

為了讓大家更瞭解補充 Ω-3 脂肪酸有哪些好處，對於改善人體健康有多大的顯著效果，這一章將更深入介紹與探討我的實驗。根據實驗結果顯示，Ω-3 脂肪酸發揮了很棒的效用，其中有幾個病例，其改善程度更是令人不可置信。

實驗對象的病史

我是醫療相關從業人員，希望透過一群罹患慢性病長達一年，花了大量時間與金錢去看醫師和精神治療師，但是病情卻沒有獲得改善的病患，研究這 44 位病人，目標旨在探討這小型研究的結果會不會指向一個更廣泛、更花錢的研究。

這群慢性病人，有一些很有趣的共通性，例如：

◇ **90%**的病人，呈現**皮膚乾燥**現象，在頭皮、眉毛處的皮膚、手臂、腳和手掌都有容易脫皮的現象；手指的皮膚容易裂傷——都是一些常見的皮膚乾燥症狀。

◇ **75%**的病人，**易於感到倦乏**，縱使沒有從事太多的活動，仍

容易感到疲倦；而他們在實驗剛開始時並沒有意識到。

◇ **50%**的病人，具有對食物或空氣過敏、風濕性關節炎等等，有關於**免疫系統的問題**。

◇ **45%**的病人，有黏液囊炎、肌腱炎或骨關節等**慢性發炎**的毛病。

◇ 其他許多病人有**頭痛、皮癬、突發性皮膚敏感**或**耳鳴**的症狀，甚至有些病人對於噪音十分敏感，情緒容易呈現焦躁不安。

有很大一部分的病人除了有上述的病症外，尚有部分病人更有**尿道**問題、**更年期**的不適和**腸胃道敏感症**等其他病症。

為了確保病人能夠較為真實反應實驗的結果，進而完整探究食物和生理的關係，而非心理對生理的影響，因此，我在選擇實驗對象時，儘可能選擇不會受到安慰劑效應所影響的病人。

當我詳細分析了這些病患實驗前的飲食狀況，結果發現有 2 ／ 3 的人：

◇ 食用中等量的蔬菜、沙拉，以及水果。

◇ 一天內，至少食用一份肉。

◇ 吃白米和精製麵粉食物。

◇ 吃麵包、點心和冰淇淋，喝汽水。

◇ 攝取大量的奶油、酥油、美乃滋和糖份。

另外 1 ／ 3 的病人，飲食習慣和上述所列出的狀況差不多。兩者差別在於，這 1 ／ 3 的病患有意識地食用低膽固醇飲食，例如：**食用人造奶油取代天然奶油**；以及食用瘦肉、無脂食品和使用大量的 Ω-6 脂肪酸，作為沙拉醬的原料。然而，令人沮喪的是，他們健康狀況對比之下，並沒有比較好。

Ω3 體質改造計劃實驗，如何進行？

為了能夠有效地對症下藥，在實驗開始之前，我做了詳細的調查，首先第一步就是請這群慢性病患清楚地列出他們所有的病症；包括生理和心理上的不適。接著我開出了處方：包括每人每天補充 3 次適量的食用級亞麻仁油或魚油；50 個國際單位的維生素 E，作為抗氧化劑；適量的維生素 B ── **大約是官方建議每日攝取量（RDA）的 2 到 3 倍**。但是常規醫療中，病人為了控制病情而正在服用的藥物，在實驗進行中，仍舊持續服用，並沒有因此停止；我所開的這些營養處方，都是額外的補充。

精確掌握病人在飲食中，攝取亞麻仁油酸；或是改用 Ω-3 脂肪酸含量很低的食用油，例如**紅花籽油（含有 74% Ω-6 脂肪酸）和玉米油（含有 59% Ω-6 脂肪酸）取代亞麻仁油，這些病人在健康上卻有明顯的退步。**

觀察兩者之間的差異，在這個非正式的研究中，我從病人自己的觀察記錄、醫藥病歷和我的診察等多個面向多管齊下，藉以追蹤病人健康狀況。結果竟然發現在停用亞麻仁油之後，這些病人的健康情形有了很顯著的差異。

不過，這並不完全是「雙盲」（Double Blind）的實驗──一種醫師和病患都不知道飲食中加入物質種類的實驗，僅僅是種類不同的食用油的價錢與味道差異甚大，這是研究中稍嫌可惜的地方。

如果病人在補充了亞麻仁油後，健康情形有明顯的進步，我們才會進一步進行其他飲食上的調整和維生素的補充。倘若病人未有明顯改善的效果，病人就繼續服用傳統藥物，以控制病情為主。

令人振奮的實驗結果

實驗獲得了不可思議的成果，縱然這些病人的病狀不盡相同，但健康情況卻獲得一致性的改善，擁有這種實驗結果，著實令人感到振奮。

一、明顯改善心血管疾病

▲ 心絞痛徹底消失：

44 位病人中，有 2 位病患有**心絞痛**的症狀，這是一種**心臟在收縮時，心臟氧氣的供給與養分的血液不足，造成了胸腔疼痛**的狀況。我請他們補充亞麻仁油酸，根據病人自己的記錄，從**開始補充亞麻仁油酸後的短短幾個月內，他們的心絞痛就完全地不見了。**

▲ 血壓回到正常範圍：

其中，有位高血壓病人的血壓在使用了亞麻仁油之後，他的**血壓也降至正常值的範圍內**。另外有 2 位高血壓患者的血壓，縱然尚未回復到正常值，血壓也在緩慢下降中，已能夠減少使用降血壓藥物的劑量，可說是效果非常顯著。

更令人驚訝的是，研究結果更進一步顯示：無論是高血壓患者或是低血壓患者，Ω-3 脂肪酸皆有助於維持血壓回到正常值，因為我們發現有位**低血壓患者在補充了 Ω-3 脂肪酸之後，她的血壓也已經上升到了正常值的範圍內**，這樣的研究結果無疑給 Ω-3 脂肪酸的效用打了一劑強心針。

▲ 改善靜脈曲張：

有一位女士小腿罹患了間歇性跛行，這是一種**靜脈曲張和疼痛**的症狀，嚴重時會使得病患無法走路，這種**間歇性跛行**，就算走上一小段路都顯得相當困難。

後來，她直接將**亞麻仁油塗抹在小腿上**，發現竟然**可以減輕疼痛**，靜脈曲張的情況也獲得改善（但要注意的是，有些人在傷口直接塗上亞麻仁油是不恰當的，有時候反而會造成反效果，導致皮膚過敏和紅腫）。另一位間歇性跛行的患者，即使只有口服亞麻仁油，並沒有在患部塗抹亞麻仁油，卻仍然得到同樣不錯的療效。

二、明顯改善自體免疫症狀

研究中的 44 位病人當中，另有 2 位病人罹患了**雷諾氏症（ Raynaud's disease ）**，這是另一種自體免疫末梢循環障礙疾病，**情況嚴重時叫做──雷氏壞疽症**，又稱為對稱性壞疽；症狀是手和腳的血管因為不正常的收縮，導致**四肢冰冷。當患者服用亞麻仁油後，幾乎消失了以上症狀。**

關於其他心血管疾病和 Ω3 體質改造計劃的訊息，會在 Chapter 5 再次提到。

三、明顯改善情緒上的問題

這 44 位病患除了生理上的疾病外，多少也因為疾病而伴隨著心理層面的問題。

在進行 Ω3 體質改造計劃的期間，幾乎每位病人都表示；**他們覺得情緒上相對上較為穩定，焦慮的狀態改善許多**，不像以前那麼容易焦慮。其中較嚴重的 **12 位長期精神病患，狀況更有明顯的改善**。其中最顯著且特殊的案例是，有位行為偏差的青少年，是學校的頭痛人物，他在學校總是惹麻煩闖禍，嘗試透過各種營養、醫藥和心理治療，在他身上都沒有發揮多大的效用；唯獨在**補充亞麻仁油 6 星期之後**，他的行為逐漸步入常軌，不再是令人頭痛的問題人物。

更多關於心理精神疾病和 Ω3 體質改造計劃的訊息，Chapter 9 亦會再次詳盡地描述。

四、明顯改善頭痛

有些人在生理期的期間經常伴隨著**偏頭痛**，但有一位病人在補充亞麻仁油 3 個月後，偏頭痛的症狀就痊癒了。

根據這一點再做進一步的研究，發現到：人體內 Ω-3 脂肪酸的濃度是具有週期性的，通常在生理期前一週會下降。而且我們在 Chapter 2 有提及，根據其他實驗結果證明，如果體內某些前列腺素分泌過多的話，會形成偏頭痛。由這些結果顯示，Ω-3 脂肪酸能夠

有效**控制分泌前列腺素的作用**，進而減少偏頭痛的症狀發生。

有 **4** 位病人有嚴重的頭痛症狀，每天都必須服用 2 到 4 顆阿斯匹靈來舒緩頭痛所造成的不適。然而，在補充亞麻仁油數個月後，他們的頭痛已經消失了，不必再服用阿斯匹靈來控制頭痛症狀。

五、明顯改善免疫系統

在眾多的實驗結果中，我們發現很多症狀都在補充了 Ω-3 脂肪酸後，獲得了顯著的改善。

其中，對於**免疫系統**的改變，是最令人驚訝的一部份。我們都知道免疫系統是人體健康很重要的一環，當體內免疫系統失調時，許多疾病便會因應而生。例如**白血球**是身體的天然保護者，倘若失去它們就等於失去**防禦能力**，甚至會**自我攻擊**（自體免疫）。

根據研究結果的顯示，我有充分理由相信，飲食中缺乏 Ω-3 脂肪酸，是誘發免疫系統失衡，進而產生疾病的重要因素。此外，過度的壓力和缺乏各種人體所需之營養素，例如纖維質和維生素，也會導致這些疾病的產生。當然，體質的遺傳也可能是原因之一。

這個研究當中，有將近半數以上的實驗對象，都有免疫系統方面的問題，包括了食物過敏、慢性感染、風濕性關節炎等等，這些都是很常見的免疫系統疾病。

同樣地，我們亦發現在給這些病人補充亞麻仁油酸後，他們在免疫系統方面的病症都獲得舒緩，有些病人更是奇蹟性的好轉，整個健康狀況大有改善。

其中最神奇的，就是有位男士患了鼻內膜毛囊炎，使用抗生素和類固醇治療了 2 年，病狀都沒有顯著的改善；可是在補充亞麻仁油酸後 6 星期，他的鼻內膜毛囊炎竟然就痊癒了。

另外，有位女士原本有手指關節發熱、腫脹和疼痛的症狀，我們請她每天服用 2 茶匙的亞麻仁油，結果只持續 2 星期，她的症狀就獲得了明顯的改善。

　　當人體的免疫系統發生異狀，白血球開始攻擊自我關節，嚴重時就會造成**類風濕性關節炎**。我們人體中有潤滑關節的液體，它是透過一個囊狀構造——黏液囊來儲存；另外，我們在 Chapter 3 有提到，**前列腺素是控制關節的潤滑液體和黏液囊的液壓和發炎反應**的主要因子，其中前列腺素 PGEII 會引發發炎反應。一般而言，體內組織產生的前列腺素，有助於穩定體內環境。我們在實驗研究中發現，好的前列腺素 PGEI 可以使動物的關節發炎狀況獲得改善，這是一種和人類的風濕性關節炎相似的病症，由此可見，好的前列腺素有助於風濕性關節炎的病症舒緩。

　　而在前幾章，我們知道 Ω-3 脂肪酸可以控制壞的前列腺素 PGEII，避免體內產生許多不必要的發炎症狀。

　　在這群實驗對象中，其中 5 位風濕性關節炎的病患中，有 2 位是嚴重跛行的女士，她們在補充亞麻仁油酸後，病情毫無起色。同時，相反的，有 2 位沒有跛足的長期病患，在參與實驗 2 個月後，類風濕性關節炎的病症幾乎完全消失。另外一位女士病史已經**長達 25 年**之久，她的症狀主要是手腕和腳踝活動不便，髖關節也有 18 個月的類風濕性關節炎病史；神奇的是，在**補充亞麻仁油酸**後，她的髖關節就恢復正常了，唯獨手腕和腳踝的病情，只維持有限的改善而已，此病例顯示出，只要補足體內的 Ω-3 脂肪酸，穩定了體內的前列腺素，有助於風濕性關節炎的改善。

　　更多關於免疫系統失調和 Ω3 體質改造計劃的訊息，Chapter 5 會再次詳細的說明。

六、明顯改善大腸激躁症

　　這個實驗的參與者中，大多數病人都有消化系統方面的問題，特別是大腸激躁症（IBS）——又稱為痙攣性結腸炎，或黏膜性結腸炎的胃腸毛病。他們目的都是希望能夠改善消化系統的健康情形。

　　大腸激躁症（IBS）常見的症狀包括腹部疼痛、脹大、肚子容易鼓鼓作響、便秘或是腹瀉等。醫學界一般認為 IBS 是一種功能上

的失調，但目前仍舊找不出任何生理原因誘發 IBS 的產生，只能知道有很多因素會引發 IBS 的症狀；而有半數以上去找胃腸科醫師的病人，都是為了 IBS。

在進行 **Ω3 體質改造計劃**期間，許多病患都表示：他們 IBS 的症狀獲得了明顯的舒緩，腸胃健康獲得了改善，顯示 Ω-3 脂肪酸能夠重建腸胃系統的環境。

七、明顯改善關節和肌肉問題

在實驗中的 44 位病患中，有 20 位罹患了關節耗損及裂傷有關的關節炎，或是和黏液囊炎、肌腱炎有關的毛病，這是一種通稱為骨關節炎的疾病。

在 20 人當中，大部分的病人都是屬於輕微到中度的病情，只有少數幾人嚴重到無法工作，更甚者，有幾位甚至嚴重到必須住院治療。

一般對於「關節炎症狀的減輕」所做的定義是：**關節長期疲勞、腫脹、僵硬、疼痛、脆弱**等症狀消失，以及動作上的嚴重限制減少。但是病患在起身站立前，可能仍然需要數分鐘的暖身運動，甚至偶爾可能還需要搭配幾顆止痛藥。

根據定義，**共計有 12 位**病人表示他們關節炎的情況有改善，有時候甚至**覺得完全康復了**，意謂他們關節上的長期疲勞、腫脹、僵硬、疼痛、脆弱等症狀獲得改善，甚至消失。

其他 8 位病患，雖然沒有達到症狀減輕的標準，但是研究也顯示他們使用**阿斯匹靈和止痛藥的劑量已經大幅下降**。

八、改善更年期的不適

有位病患在剛加入實驗時，曾表示說，她原本是個很知足常樂，且充滿生命力的人，但是自從 8 年前更年期來臨之後，這一切都變了，她的情緒開始變得**沮喪、焦慮**，每天都覺得很**憂傷**，思慮更長期處於**混沌不清**的狀態下。

透過雌激素的治療方法後，這些情緒上的變化恢復如常了；但是卻出現一些柔軟的**胸部腫塊**。當她停止服用雌激素，胸部的腫塊也隨之消失；然而，沮喪的情緒又會再度找上她，令她困擾不已。

因此，我們一樣請她補充亞麻仁油，結果數個月後，她已經可以**完全不用依賴人工合成的雌激素賀爾蒙**，而且**情緒仍然維持的很好**，甚至包括其他更年期的不適，像是紅潮等症狀，也都一併消失了。我認為這是 Ω-3 脂肪酸的功勞，因為前列腺素具有控制體內雌激素的功能，而 Ω-3 脂肪酸正是調整前列腺素不平衡的主要元素，只要前列腺素功能正常，能夠維持體內雌激素濃度在正常值之內，就能間接使雌激素發揮正常功能，改善更年期所造成的不適。

關於其他生殖系統健康和 **Ω3 體質改造計劃**的訊息，Chapter 7 還會再提到。

九、明顯改善皮膚問題

美國人因為氣候與環境的關係，常有頭皮屑和皮膚乾燥、粗糙的問題，他們經常得花費大筆金額，購買許多保養品，只為了解決或改善這些皮膚上的困擾。

奇妙的是，我們發現實驗室裡的動物，只有在飲食中缺乏必需脂肪酸的情況下，才會出現以上的症狀。在我實驗的這 44 位對象中，大多數病人都有皮膚方面的問題；但是在實驗進行 3 個月之內，他們在皮膚上的問題，包括頭皮屑、皮膚乾燥，或是皮膚變黃、缺乏彈性等症狀，就都漸漸消失不見了。

最明顯的例子，就是有 2 位病人患有**牛皮癬**，這是一種皮膚上出現魚鱗狀的紅斑點的病症，他們在服用**亞麻仁油 4 到 6 個月後**，牛皮癬症狀竟然就獲得**明顯改善**了。

除此之外，病人在其他的皮膚問題，也有明顯改善的現象。有些病人的皮膚，容易因為擦、碰、撞而**瘀青**、受傷，或者是得了**疥癬**、燒燙傷或是蟻走感——一種經常覺得皮膚上有螞蟻在爬的疾病。他們同樣服用亞麻仁油，一段時間後這些病患都表示：他們在

皮膚上的症狀都有所減緩。甚至原先皮膚沒有明顯問題的人，在實驗結束時都表示，他們皮膚的健康狀況相較以前，變得更好了。

關於其他皮膚狀況和 Ω3 體質改造計劃的詳細訊息，請參看 Chapter 6。

十、明顯改善泌尿系統問題

在泌尿系統的例子中，有一位是**膀胱炎**的患者，他在加入實驗前，罹患膀胱感染的病症長達數年，排泄時伴隨**灼熱**的疼痛感，令他困擾不已。

然而，在服用亞麻仁油酸 2 個月後，他膀胱炎的症狀竟然也就減輕了；甚至在持續服用亞麻仁油酸 **2 年後，他的病狀就痊癒了**。

另外，有 3 位中年男子患有**前列腺肥大症**，主要的症狀包含小便困難與有頻尿的現象，經常一個晚上就必須要起床如廁數次。這樣的情況已經持續數年。在加入 Ω3 體質改造計劃半年後，他們這些病症也全消失了。

另外一位病人在加入實驗前，他的血液中一些顆粒沉澱在腎臟中，已經**腎結石**長達 1 年時間之久。在補充亞麻仁油後，他的病情也有獲得明顯控制。

十一、其他對於健康的種種好處

這些病人中大多數的病例，多年來一直利用藥物刺激甲狀腺，維持甲狀腺素的正常分泌，在補充亞麻仁油之後，病情都有減輕的現象。

有些人甚至不必透過藥物的協助，甲狀腺素就可以正常分泌。

另外有 2 位**糖尿病**患者，一直都是**施打胰島素針劑**作為控制，補充了亞麻仁油後，對胰島素的依賴程度也有改善，有持續下降的趨勢。

同樣的，有 4 位**食道痙攣**和數名**神經痛**的患者，他們的病症也

幾乎消失。**慢性便秘**和**痔瘡**的患者，也表示症狀獲得舒緩。對於罹患早期**青光眼**和**耳鳴**的病人，亞麻仁油亦有很大的幫助，顯示 Ω-3 脂肪酸對於眼睛與耳朵的保健亦有助益。許多病人亦表示，在實驗後他們耐寒的能力更強了——這並不令人意外，因為 Ω-3 脂肪酸可以形成脂肪層，或是透過協助食物的燃燒產生人體所需的熱能，而達到防寒的目的。

有許多人表示在開始 Ω3 體質改造計劃 3 到 4 個月之間，喝酒容易頭痛暈眩的毛病改善了，如今可以一次喝一杯啤酒或葡萄酒，而不會感覺頭昏腦脹，第二天也沒有宿醉的感覺。原因是 Ω-3 脂肪酸能夠提升肝臟分解酒精的能力，只要 **Ω-3 脂肪酸攝取足夠就不容易產生酒醉或宿醉的不舒服現象**，如今，這些病人在不影響身體健康的前提下，又可以享受小酌的樂趣。

整體實驗的研究結論

這是一個小型的研究，但實驗的結果卻十分明顯；這些病患在補充亞麻仁油，許多**慢性病**的症狀都獲得了減輕或舒緩，甚至痊癒。

此外，亞麻仁油還可以補充元氣，讓每個人看起來都精神奕奕。這些疾病都是現今社會所謂的文明病；其產生的主因，我們在 Chapter 3 有詳細的說明，正是因為現代飲食中缺乏 Ω-3 脂肪酸，導致身體系統產生失衡狀態，進而誘發或導致疾病的產生。

其實，這些文明病說起來大同小異，參與實驗的病人，和其他千千萬萬的文明病患者，並沒有多大的差異。不同的是，其他的病患花費大筆金錢和時間，四處尋求治病秘方，或遵照醫師指示服用慢性病藥物，身體的不適仍舊沒有獲得舒緩，或是恢復健康。

相反的，參與實驗的病患，按照第 Chapter 11、Chapter 12 所設計的 Ω3 體質改造計劃，充分補充人體缺乏的 Ω-3 脂肪酸，只要攝取足夠，很容易減輕病症所帶來的不適，甚至可以恢復到往日的健康狀態。

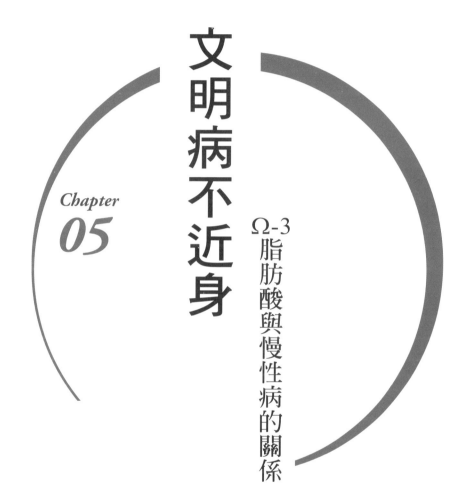

Chapter
05

文明病不近身

Ω-3脂肪酸與慢性病的關係

從前面幾章的敘述，我們可知人體的健康和必需脂肪酸有非常密切的連結性，在許多疾病中，大多與必需脂肪酸的攝取失衡有關，扮演非常重要的角色。

這一章和接下來的五個章節，我將更詳細介紹健康和必需脂肪酸之間的關係。在這一章中，首先要介紹的是**動脈硬化、癌症、糖尿病、肥胖、免疫功能失調和大腸激躁症**等疾病，和必需脂肪酸之間的關連性。動脈硬化是一個很複雜的病症，然而，它和必需脂肪酸的關係，卻是被研究到最透徹、詳盡的。目前研究已知人體缺乏必需脂肪酸，或是體內的必需脂肪酸分泌不平衡，都是誘發動脈硬化的形成。其他的幾種病症也與我們無法攝取足量的必需脂肪酸有關。

動脈硬化— 20 世紀心臟病的元凶

對於心臟病的研究，20 世紀以前就有相關文獻的產生，人們早就知道心臟病這個疾病，只是當時心臟病的形成原因，大多數是天生心臟缺陷或是後天感染，例如風濕性熱等病引起的。

不同於以往，現代的心臟病發作和中風，是由動脈硬化所引起。簡單說明動脈硬化的原因，是因為有物質在動脈管壁沉澱，阻塞了動脈血流，就像堆積的垃圾阻塞了水溝一樣，經過日積月累，血液流動慢慢地越來越不暢通，最終形成動脈阻塞、硬化。

因此在這一節中，我們將先探討心臟病的起因，接著會介紹 Ω-3 脂肪酸在心臟疾病中，可以擔任什麼角色，提供什麼協助減輕心臟疾病的產生或改善症狀的不適，以及說明目前標準的心臟病治療方式有何缺失。

心臟病，氧化酸敗的連鎖反應

前述已大略說明現今的心臟病或中風，成因大多是由動脈硬化所引起。然而，為什麼物質會在動脈管壁上堆積，更甚者，造成動脈硬化呢？這個原因目前尚未有明確解答。

但是，我們已經知道血液中**腐敗**或**氧化的膽固醇，很容易誘發一連串危險的反應**，而膽固醇就像放在室溫下的奶油一樣，非常容易腐敗，這些腐敗或氧化的膽固醇一旦在體內作用，就會**導致物質沉積在動脈管壁上**【編審註】。

以往的研究結果都顯示：LDL 膽固醇會使動脈硬化，是「壞的」膽固醇。然而，我們也在 Chapter 2 中已經知道血液中的膽固醇，主要是靠低密度脂蛋白（LDL）的運送，送往身體需要的組織。由此可知，LDL 膽固醇並非一無是處，而且最近科學家更進一步發現，其實正常水平的 HDL 與 LDL 膽固醇對身體是有益的，並不是造成動脈硬化的元兇；只有在 LDL 膽固醇氧化腐敗之後，才會造成身體的傷害。通常氧化的 LDL 膽固醇會在動脈中引起一連串的反應，此時，身體會自動釋出「巨噬白血球」，試圖清除血液中腐壞的 LDL。

當這些巨噬白血球在吞噬了大量的 LDL 之後，會形成一個個巨大的泡沫細胞，內含滿滿的低密度膽固醇，這些巨大細胞會黏附在動脈管壁上，就像阻塞物一樣阻擋了血液的流通；這就是動脈硬化的開端。

同樣的，體內也有所謂的高密度脂蛋白（HDL）內的膽固醇，HDL 是好的脂蛋白，它可以移除沉澱在動脈管壁上的低密度膽固醇，當血液中含高量的 HDL，就可以減少罹患心臟病的危險。但是，它也會有氧化腐敗的可能性。如果 HDL 也氧化了，它移除沉澱膽固醇的能力，就會隨之大大的降低了。因此，一個很重要的問題來了，為什麼膽固醇會腐敗氧化呢？

一般來說，**LDL 和 HDL 會攜帶許多抗氧化物**，例如維生素 E、C、β—胡蘿蔔素、硒等等，**來防止膽固醇的氧化與腐敗的發生**，

編審註

血管內的沉積物，大多為：骨質疏鬆而流失至血液中循環的鈣質，加上壞死的結締組織、血栓所形成的混合物，又稱血液斑塊（Plaque）。

而這些抗氧化物通常是從我們在飲食中去攝取的，如果體內的抗氧化物過少，這個保護作用就消失了。

由此可知，為了降低這兩種膽固醇腐敗的機率，最佳方式就是**從飲食或補充品中盡量補充大量且足夠的抗氧化物**，這也是現今很多保健生理學家所提倡的概念。

▲ 心臟病和下面幾種情形關係密切：

◇ 血液中有過多的 LDL，攜帶氧化腐敗的膽固醇。

◇ 血液中缺少 LDL，無法攜帶足夠的抗氧化物。

◇ 在動脈管壁上，凝結了太多具有血液凝結功能的血小板。

◇ 不正常的血塊出現在動脈管壁上。

◇ 血液中天然溶解血塊的因子大幅降低。

◇ 心臟的負荷過於沉重，例如；長期高血壓、循環不良、肥胖，以及血液中鹽類濃度過高等。

通常引起心臟病的主因，是因為動脈管壁上有血塊堆積。這些泡沫細胞形成之後，如果堆積在動脈管壁上，就會造成管壁表面粗糙、不平滑，而非常不幸的是，如此粗糙的表面上，通常就是特別容易生成血塊的地方。

當這些血塊越來越多地堆積在泡沫細胞上，阻塞了血管的流通，動脈管壁就越來越窄，最壞的結果可能就是阻斷血流。動脈是**供應腦部、心臟、腎臟和腳等等的重要通道，若是動脈阻塞了，我們就會有生命危險。**

此外，偶發性的動脈突然痙攣，也是造成部分血流中斷的原因，嚴重時也會引起心臟病的產生。

因此，為了降低罹患心臟病的機率，**避免血液在動脈管壁上凝集成血塊**，是至為關鍵的一環。

　　另外，我們在 Chapter 2 討論還有過一個重要物質——前列腺素，它對於控制血液凝結的速率，扮演了非常重要的角色。例如：我們人體為了避免受傷後，因失血過多而導致死亡，身體內含前列腺素稱為凝血素，它可以促使血液正常凝結，避免失血過多而亡的悲劇。

　　然而，凝血素濃度過高也會誘發疾病的產生，濃度過高的凝血素會導致**動脈收縮**，此時**血小板聚集**在一塊，並且黏附在管壁上產生血塊，阻塞了血管的流通，嚴重時，可能會引起心臟病或中風的發生。

　　相反的，人體中還有另一種是所謂的「**前列環素**」（PGIZ）的前列腺素，它可以使動脈擴張，並且減低血小板的敏感度，使血小板只在真正受傷的位置進行凝結動作，不會任意在動脈管壁上聚集。有許多研究報告都指出：只要**降低凝血素的濃度，便可促使前列環素保持在正常值之內**，而最簡易且有效的方法就是攝取大量魚油和其他含豐富 Ω-3 脂肪酸的脂肪。

心臟病和 Ω-3 脂肪酸的關聯

　　我們剛剛有提到，前列腺素的功能若是失調，將會引起心臟病。而體內的必需脂肪酸倘若失去平衡，則會造成前列腺素的調節功能失控，由此可推論，必需脂肪酸會影響前列腺素的分泌，**前列腺素若失衡則會誘發一連串的疾病**。例如**心絞痛——冠狀動脈突然痙攣**，造成胸部劇烈疼痛的症狀——就是拜前列腺素所賜。

　　另外，前列腺素與**消化系統**也有密切相關，如**食道痙攣**造成**咳嗽**，以及**結腸痙攣**造成**腹瀉**，前列腺素都脫不了干係。

　　有研究結果指出，每年都有數千人死於**心律不整**，但是其中大多數人其實根本沒有動脈硬化的病史。此外，前列腺素可以維持心跳的正常跳動，**為了避免心律不整的病症，而導致心跳暫停，則需要 Ω-3 脂肪酸的協助**。心律不整的形成原因，主要是血液中的凝血素濃度過高，干擾了心跳的正常速率。

此時，我們透過補充 Ω-3 脂肪酸，不但能降低凝血素的濃度，更可以藉此維持心跳的規律。除了前列腺素之外，控制心跳的另一個重要因子是鈣離子；同樣地，Ω-3 脂肪酸亦有助於調節心肌細胞中的鈣離子濃度，進而維持正常心跳。可惜的是，目前關於 Ω-3 脂肪酸和心律不整的關聯性，許多研究都還在做進行的階段中而已，尚需要時間與空間去做更深入的探討。

由於許多研究都顯示 Ω-3 脂肪酸有助於降低心臟病的發生。我們對 Ω-3 脂肪酸的研究發現，迫使科學界重新檢視膽固醇和心臟病的關係。

以往的觀念是認為罹患心臟病的原因在於膽固醇會在動脈管壁上沉積所造成，只要血液中低密度膽固醇 HDL 含量越高，罹患心臟病的機率也就越高【編審註】。

因此，過去的研究重點都在研發有效的藥物或希望透過飲食，用以降低血膽固醇的濃度，進而降低心臟病罹患的可能性。只是不幸地，研究結果卻發現降低血膽固醇，對身體同樣會帶來不良作用。

沒錯，在這些研究中，都顯示出一個結果，就是血膽固醇很

編審註

動脈粥狀硬化患者通常伴隨嚴重牙周病，根據研究期刊（Journal of Periodontal Research）早在 1965 年曾指出，有 20％的心臟病症患者，都在做了牙科手術（包括定期的洗牙）後的數星期裡感染病菌性心內膜炎。這種感染病症會破壞心臟瓣膜，導致心臟衰竭。裝有人工瓣膜與支架的人都是高風險感染群。

鹽湖城後期聖徒醫院（LDS Hospital）心臟科醫師布蘭特・謬勒斯坦（Brent Muhlestein），和猶他州立大學的同事從 90 位心臟疾病患者的冠狀動脈粥狀斑塊樣本裡，發現 79％的採樣裡有披衣菌。相較之下，正常人的動脈壁裡，只有不到 4％的採樣有披衣菌，證實了口腔中常見的細菌引發心血管疾病的重要關連性。

口腔中常見的血鏈球菌是牙菌斑中的主要菌群寄居於血管壁（尤其是冠狀動脈）導致發炎現象進而令低密度膽固醇升高，因此經常是形成粥狀動脈斑塊（Plaque）和血栓的原兇，目前心臟專科與牙醫對此已無病理上的爭議，這種菌群被一種像強力膠一樣的血小板凝集結構蛋白質（platelet aggregation association protein）將血球彼此相黏形成血栓，一旦血液變得黏稠，血壓也就跟著升高了。

低的人，罹患心臟病的機率的確降低很多；然而，這些人死於其他疾病的機率卻大幅提高。這個不幸的結果引發我一個思考：降低血膽固醇，難道不是一個避免心臟病的好方法嗎？我認為答案是否定的。因為造成心臟病的主因並不是血膽固醇濃度過高，而是缺乏必需脂肪酸。

當我們體內必需脂肪酸不足時，將會導致許多調控系統失去平衡，進一步才會引起心臟病的發生，我們過去都誤會血膽固醇了。（大多數人都誤解膽固醇的作用，認為它是一個不好的物質；臨床療癒實證提到──「當壞東西變成好東西」，我們將會詳細地說明膽固醇的真正功能，還它一個公道）。

曾經有人去研究愛斯基摩人，研究發現格陵蘭島上的愛斯基摩人，他們通常攝取的傳統飲食中（海豹與深海魚類），含有大量 Ω-3 脂肪酸，可以有效預防心臟病和其他健康上的問題。

這樣的研究發現，震驚了科學界：促使許多人開始研究魚油和心臟病的關係。很快的，對於心臟病，我們又有更多更清晰的瞭解；我們首先要釐清的一個概念，就是心臟病的形成是由許多因子交互作用所誘發的，絕非是血膽固醇一項單因子所造成的。而透過更多的研究顯示，只要攝取足夠的 Ω-3 脂肪酸有助於我們人體，降低很多疾病的罹患率，它可以從各種不同的角度，守護我們的健康。例如：食用含有大量的 EPA、DHA 及亞麻仁油等 Ω-3 脂肪酸成分的魚油，會有下面影響：

◇ 減少血液中的凝血素、減少動脈收縮和不當的血液凝結（抗凝血）。

◇ 能夠促進血管分泌物的增加，維持動脈的擴張狀態，避免血小板不正常的凝結。

◇ 促進血液中溶解血塊的因子增加。

◇ 減少血塊的產生，並且抑制肌肉蔓生到血管內壁，保持血管壁平滑，避免產生血管阻塞現象。

◇ 降低不必要的發炎反應產生的可能性，避免血液凝結。

◇ 稀釋血液濃度，增加血液的流動性。

◇ 促進紅血球細胞膜的彈性增加，使紅血球不容易阻塞在血管中，且容易通過微血管。

只要我們攝取足量的 Ω-3 脂肪酸，它帶給我們的療效往往令我們感到驚喜。例如：如果四肢的血液循環不良，有些人在步行一小段路後，就會感到腳痛，出現所謂的間歇性跛行。

在我的臨床實驗對象中（參閱 Chapter 4），其中有兩位長期間歇性跛行的患者，以及其他有循環不良毛病的病人，都在一段時間的 Ω-3 脂肪酸補充之後，循環不良的症狀都獲得了充足的改善。

因此，我們可以得到一個結論，就是建議這些有循環不良毛病的病人，可以透過補充 Ω-3 脂肪酸，藉此增強紅血球細胞膜的彈性，使紅血球更容易通過微血管，減少血流阻塞的情形。

在我們開始從事 Ω-3 脂肪酸研究後，一開始，大多數的研究人員都把焦點放在魚油上。後來，也漸漸開始有人把注意力轉移到植物性的 Ω-3 脂肪酸—— ALA（α-Linolenic acid，Ω-3 脂肪酸）。

早在 1965 年時，就已經有研究結果指出植物性的 Ω-3 脂肪酸的好處：只要我們能夠補充亞麻仁油等等，含大量 Ω-3 脂肪酸的油品，罹患心臟病的可能性就會大為降低，進而便能有效減少因心臟病造成的死亡人數。

其他的研究結果也顯示：補充亞麻仁油的效果，和補充魚油、增加魚、貝類攝取量的效果一樣好。因此，只要我們在飲食中攝取亞麻仁油，或是麵包中摻雜亞麻仁粉，對於人體的血液和心血管系統便有顯著的功效。

在 1994 年的時候，英國醫學期刊《刺絡針》（Lance）發表了一項驚人的實驗結果：一個為期 2 年的研究，研究人員發現大量攝取 ALA（α-Linolenic acid，Ω-3 脂肪酸）的心血管疾病患者，死

亡率竟然大幅減少了 70％！這個結果無疑替 ALA 做了最強而有力的背書。

Ω-3 脂肪酸奇蹟──臨床療癒實證

當壞東西變成好東西

　　血液中有一種成分叫做脂蛋白 a，它的其中一項功能是攜帶血液中的膽固醇；脂蛋白可以分成很多種類，其中一種──脂蛋白 a，簡稱 Lpa ──它和動脈硬化有密切關係。研究發現，血液中 Lpa 的濃度，與罹患心血管疾病的機率是成正比。

　　然而，現在有更多的研究顯示：Lpa 只是替代維生素 C 的功能──只有在我們攝取的維生素 C 不足時，Lpa 在血液中扮演抗氧化物的角色，可以取代維生素 C 的功能。Lpa 還有一個十分重要的救命功能，就是抑制傷口的失血。亦即它可以協助纖維原，在傷口產生大量纖維，封住傷口，阻止血液持續失血。

　　在人體大量失血時，Lpa 可是扮演了舉足輕重的角色！我們都知道維生素 C 的功用很多，倘若人體長期缺乏維生素 C，就會問題重重。維生素 C 可以幫助傷口復原，**缺乏維生素 C，人體就會無法合成膠原蛋白──它是一種讓血管壁細胞緊密接合的膠狀物**。當血管壁缺乏這個膠原，血管就會變得脆弱、容易崩解、破裂和出血，嚴重時可能會產生血管的壞血病，即動脈粥狀硬化。

　　前面有提到在缺乏維生素 C 的狀況下，Lpa 會取代它的功能。在長期缺乏維生素 C 的情況下，Lpa 和纖維原為了保護血管，會試圖取代維生素 C 的工作，因此它會產生許多纖維包住血管，讓管壁細胞全部聚在一起。然而，這並非是百利而無一害的是事情，因為當層層的纖維阻礙了血流，血液中的紅血

球和血小板很容易被纖維纏住，進而造成血液凝結，嚴重時，就會導致動脈硬化的形成。

但是我們也無須過於擔心，因為解決這個問題便可避免動脈硬化。而解決方式也十分容易，只要攝取足夠的**維生素 C**、**Lpa**，以上的困擾就會迎刃而解！

遠離心臟病，另個有效方法

造成心臟負荷的因子，例如：長期高血壓、四肢末端循環不良等，都是由「脂肪酸——前列腺素調節系統」所控制。

研究發現，這個調節系統必須搭配適量的 Ω-3 脂肪酸，才能維持正常的功能運作。一般而言，動脈硬化通常是從 20 幾歲開始，醫師會建議要戒菸、多運動、減少脂肪攝取量、減重和避免壓力，只是避免動脈硬化，若單單依靠多運動、戒菸等等，尚嫌不足。

從研究結果的發現，我認為有家族性遺傳病史，以及容易罹患文明病的高危險群，他們的體質可能傾向利用 Ω-6 脂肪酸，因此對於 Ω-3 脂肪酸的攝取應該較一般人更多，才能有效平衡體內這兩種必需脂肪酸，達到維持身體功能正常運作的效果。

我們在 Chapter 2 有談到，現代的飲食，對於 **Ω-6 脂肪酸的含量都過多了**，相對地，**Ω-3 脂肪酸的攝取量卻太過偏低**（參看 Chapter 2）。當我們攝取這兩者必需脂肪酸不當，它們在體內的濃度失衡時，就會導致體內前列腺素失調，造成疾病的產生，抑或是加重疾病的嚴重程度。

透過實驗的證實，我們可以得知只要攝取符合個人需求之正確比例的 Ω-3 脂肪酸和 Ω-6 脂肪酸，便能夠有助於減緩心臟病患者的心臟問題。

此外，現代食物大多缺乏營養素，卻含有大量的營養耗損物

質，而且現代人又經常有體重過重、運動量不足的問題。然而，也有越來越多的證據顯示：心臟病和營養其實有非常密切的關連。；因此，我們認為唯有同時改變以上種種不良因子，才是預防心臟病的不二法門。

事實上，已經有證據顯示：藉由運動和飲食的改善——**增加 Ω-3 脂肪酸的攝取量——，可以有效減少動脈管壁的沉澱。如同疏通水管一般的效果，這作用就像是沖洗管壁一樣**，將膽固醇沖離動脈管壁，藉此避免血管阻塞，有效避免動脈硬化所導致的心臟病。

同時，我認為補充 Ω-3 脂肪酸和其他有益健康的物質，除了有利於調節身體功能的正常運作外，亦有利於排除血液中的有害物質，例如過多的膽固醇、食品工業產物——反脂肪酸；以及一些有毒物質，像是殺蟲劑和工業污染物等。

這些有害物質倘若不即時排出體外，長期下來，日積月累地累積在體內，將會對我們身體造成多可怕的隱憂，就像是懷裡抱著一顆不定時炸彈一般的恐怖！

現代人認為心臟病患者必須忌口，不能攝取過多的魚貝類，但是結論顯而易見，許多研究都顯示魚貝類體內所含的 Ω-3 脂肪酸，事實上，它是心臟病患者的救命良方啊！Ω-3 脂肪酸在魚油中也含量豐富，甚至某些植物體內也有。針對魚油所作的研究結果，為科學界帶來很大的衝擊。我們花費大量經費與時間，發展藥物和生化研究，最終都沒能解決問題。但是沒有想到，一個簡單又便宜的方法，帶來了問題的答案，解決了困擾我們已久的難題。

關於如何利用 Ω3 體質改造計劃來治療和預防心臟病，我們在 Chapter 11 和 Chapter 12 會做更進一步的說明。

癌症和 Ω-3 脂肪酸

人體內有數以百萬計的細胞，每天都在進行細胞分裂；但是在分裂的過程中卻經常產生**突變**。

擁有一個健全的免疫系統，是我們對抗各種**癌症**的最佳方法。如果我們的免疫系統有足夠的能力對抗這些突變細胞，我們的健康就不受影響；反之，若我們的免疫系統沒有能力銷毀這些突變細胞，我們將無法存活。

然而，雖然免疫系統扮演了如此重要的角色，是我們健康的防護罩，近年來的研究數據顯示，癌症已經高居人類最主要的死因之一，多年不墜。

前面的章節有提到，必需脂肪酸會影響前列腺素的分泌，進而會影響免疫系統功能的正常發揮。**任何一種會破壞必需脂肪酸和前列腺素的物質，都會破壞免疫系統的運作功能。**

此外，我們現今的環境中充斥著各式各樣的致癌物，前列腺素的主要功能之一是會影響肝臟的解毒功能，當前列腺素被破壞時，就會降低對致癌物的解毒效率。

另外，也有許多研究發現病人的飲食習慣與癌症的罹患有密切關係，像乳癌、結腸癌和前列腺癌，就特別和攝取過多脂肪有關係，就連保健營養和癌症專家也抱持相同的看法。目前，許多人都在研究 Ω-6 脂肪酸和 Ω-3 脂肪酸跟癌症之間的關聯性。實驗結果證實，**攝取過多的 Ω-6 脂肪酸會導致腫瘤的形成、變大及數量增加；而 Ω-3 脂肪酸正恰巧是抑止腫瘤的形成、降低腫瘤生長速率，以及減少腫瘤的大小和數量。**

因此，**減少 Ω-6 脂肪酸的攝取，以及增加 Ω-3 脂肪酸的攝取，使兩者達到一個平衡，將有助於癌症的預防與治療。**

我們在 Chapter 3 已經清楚明白提到，過去的一世紀中，現代的飲食內容缺乏 Ω-3 脂肪酸以及纖維質。**飲食中攝取大量的纖維質，能夠促進腸管內的益菌繁殖，建構一個可抵抗感染和癌症的腸胃環境。大量的纖維質有助於稀釋腸管內任何潛在的致癌物。**

此外，纖維質也可以加速這些有害的刺激性物質通過消化道的速度，進而縮短這些物質傷害腸管的時間。倘若飲食中缺乏纖維質，

將會導致血液中膽固醇的濃度升高，嚴重時，甚至可能導致結腸癌。

目前科學界十分矚目一種由纖維質產生的物質，它具有特殊的抗癌療效，這個物質就是「哺乳類木酚素」（mammalian lignan）。研究顯示，全麥、種子和堅果內的纖維質，在結腸益菌的交互作用下，就會產生「哺乳類木酚素」（mammalian lignan）。這些纖維質原先的功能是在保護種子或果實，並且抵抗黴菌、病毒和細菌的侵害；當人類攝取之後，發現它在人類的消化道，可以發揮同樣的功能。

進一步在更多的研究中，我們發現在許多的高纖維食物中，例如**整顆的亞麻仁或亞麻仁粉，可以在人體結腸中產生最高量的哺乳類木酚素**，大約是其他食物的 100 倍。

另外，也有研究指出乳癌的患者，以及乳癌、結腸癌的潛在高危險群，他們結腸中的哺乳類木酚素跟正常人相比，他們的數量少很多。因此，現在許多研究癌症的實驗中，都會在實驗動物或癌症病患的食物中，補充他們所不足的哺乳類木酚素，最常見的方法就是透過添加亞麻仁和亞麻仁粉來獲取。

再者，食用亞麻仁抗癌的另一個好處是安全。一天 50 克的亞麻仁或 5 茶匙的亞麻仁粉，對人類來說，是十分安全的；雖然仍有少部分的人會有輕微腹瀉的副作用產生，此時只要稍微減少攝取量，通常就會有所改善。而且就連未加精製的亞麻仁油，也可以讓人體產生大量的哺乳類木酚素，進而達到抗癌的效果。

綜合來說，**亞麻仁提供了大量纖維跟 Ω-3 脂肪酸**，改善我們身體很多病況，因此是一種很好的抗癌食物，可惜大多數人無法整顆食用充分消化吸收。

1 茶匙的亞麻仁粉，包含了 2 克的 Ω-3 脂肪酸 —— ALA（α-Linolenic acid，Ω-3 脂肪酸），以及 0.5 克的 Ω-6 脂肪酸——亞麻油酸，還有大約 3 克的飲食纖維。研究結果提供了充分的證據，我可以確信亞麻仁的抗癌療效，是纖維和 Ω-3 脂肪酸充分交互作用

而成的。關於如何利用 Ω3 體質改造計劃來治療和預防癌症，我們在 Chapter 11 和 Chapter 12 會做更詳細的說明。

糖尿病和 Ω-3 脂肪酸

在現今這個社會，糖尿病已經是美國人主要的死亡原因之一。其實早在 20 世紀以前，我們就已經知道有糖尿病的存在；邁入 20 世紀後，罹患糖尿病的人數急速上升；直至今日，因為罹患糖尿病而死亡的患者更是節節攀高。

我們人體的胰臟會產生兩種荷爾蒙——**胰島素**和**升糖素**（glucagon）；這兩種荷爾蒙最主要的功能就是共同作用，促使血糖維持在正常濃度。

通常我們在用餐過後，血糖濃度會升高，此時胰臟會分泌胰島素，迫使組織細胞利用血液中過多的葡萄糖，來降低血糖。

相反的，血糖濃度不足時，胰臟則會釋放升糖素，促使肝臟細胞內儲藏的肝糖分解為葡萄糖進入血液，藉此升高血糖。

一般而言，糖尿病有兩種類型。早發型的稱之為「第一型」，主因非來自於遺傳或先天的出生缺陷，而是自體免疫，指的是產生胰島素的胰臟細胞或組織上的胰島素受體。

而受體位於組織表面的蛋白，主要功能是接受來自血液或其他組織的訊息，使組織適當地進行反應。避免遭受到免疫系統的攻擊，免疫系統受到破壞而失去正常功能。

第一型糖尿病的病患，倘若缺乏必需脂肪酸，免疫系統很容易失去辨識自我的能力，轉而攻擊自己的組織。這類病患通常在兒童期就發病。

另外一型糖尿病比較常見，稱為「成年型」或是「第二型」，有家族遺傳病史的人是高危險群，如果飲食攝取不當，**攝取過量的糖及澱粉類、少量的纖維質，很容易誘發糖尿病的產生。**

糖尿病的前兆之一為血糖濃度過低。當胰臟的分泌系統失控，導致胰島素分泌過多時，會使得血糖濃度過低；相對的，當血液中長期處於胰島素濃度過高，會使得組織上的胰島素受體變得遲鈍，不再接受訊息，進而對胰島素的刺激沒有反應（即胰島素阻抗）。最後的結果就是血糖失去控制，血液中的葡萄糖和胰島素的濃度，都會大幅上升。這類病人通常在成年時期才會發病。

所有的荷爾蒙都必須透過前列腺素的作用，才能進一步控制細胞組織，其中當然包括胰島素和升糖素。也就是說，前列腺素的作用在於攜帶荷爾蒙的訊息，送到個別組織細胞之中。前面章節已經說明，由於前列腺素是由必需脂肪酸合成的；倘若缺乏必需脂肪酸，或是缺乏可以幫助它作用的維生素和礦物質，都會影響前列腺素正常功能的發揮。

當前列腺素的功能失去作用時，很容易引起胰島素分泌的不正常，最終誘發糖尿病的形成。

此外，在 1993 年，澳洲的研究人員發現細胞對胰島素的刺激所產生的反應，和細胞膜的成分密切相關，而細胞對胰島素的反應，也深受必需脂肪酸的影響。

一般而言，如果是成年型糖尿病患者，通常細胞膜的 Ω-3 脂肪酸和 Ω-6 脂肪酸數值偏高時，就比較容易對胰島素的產生反應，促使血糖降低。

有部分糖尿病患者，沒有辦法正常利用短鏈的亞麻油酸（Ω-6 脂肪酸），合成其他長鏈的 Ω-6 脂肪酸；又我們在 Chapter 2 已經說明，當體內的 Ω-6 脂肪酸數量不足時，會連帶影響細胞膜和前列腺素也無法發揮正常功能。著名的科學家大衛‧哈洛賓和其他的研究人員，給這些病患補充**月見草油**——含有大量 γ- 亞麻油酸（**GLA**）的脂肪——補充他們原先體內不足的 Ω-6 脂肪酸。這些糖尿病患者，**原本有神經損壞的困擾，在補充 GLA 後，發現大多數人的症狀已不再惡化，有的人甚至有好轉的現象。**

再來是談到視網膜。視線進入眼睛，會在視網膜成像，我們才得以看見東西，而**視網膜的退化就是另一個困擾糖尿病患者的問題**。如果視網膜退化，最糟的狀況就是失明。我們的視網膜當中，含量最高的多元不飽和脂肪酸是 DHA；它是由長鏈 Ω-3 脂肪酸與短鏈的 ALA（α-Linolenic acid，Ω-3 脂肪酸）合成的。由於糖尿病患者血液中**過高的血糖濃度，會妨礙 ALA**（α-Linolenic acid，Ω-3脂肪酸）**合成 DHA 的生化反應，造成 DHA 的產生不足**。為了改善這一點，攝取魚貝類等含有大量 DHA 的食物是一個不錯的方法，可以有效**延緩視網膜的退化，避免失明**的危機。

在許多研究結果顯示：飲食中含有高纖維質的國家，其民眾罹患糖尿病的機率，普遍較攝取低纖維質的國家為低，可以得知高纖維質的飲食習慣有助於預防或是降低糖尿病的罹患率。我認為補充 Ω-3 脂肪酸，具有相同的功效。

一般來說，糖尿病患者如果同時纖維質和 Ω-3 脂肪酸攝取不足，血糖的問題將會越發嚴重。**纖維質就好比消化道中的緩衝液，可以減緩小腸吸收糖類的速率，使血糖濃度緩慢上升。如果沒有纖維質的緩衝作用，身體必須立刻分泌大量胰島素來應付大量的糖分，在短時間同時湧入血液中；如此激烈的反應，容易使胰臟分泌失調，產生胰島素阻抗，進而誘發糖尿病的形成。**

因此，可見纖維質非常重要，少了它作為緩衝，身體很容易無法應付血糖在短時間的急速升高，進而導致身體系統失衡，誘發疾病產生。

纖維質在 Ω3 體質改造計劃中，扮演很重要的角色。關於如何利用 Ω3 體質改造計劃來對抗糖尿病，我們在 Chapter 11 和 Chapter 12 會做更進一步的說明。

其他疾病與 Ω-3 脂肪酸的關係

現代人越來越明白 Ω-3 脂肪酸的重要性，關於 Ω-3 脂肪酸的研究也越來越多，通常這些研究都把焦點鎖定在 Ω-3 脂肪酸和重要疾

病之間的關聯性，例如心臟病、癌症的關係。更甚者，是認為 Ω-3 脂肪酸除了預防的作用外，亦有治療其他病症的功能。

▲ 肥胖

肥胖指的是體內脂肪累積過多，是現代常見的症狀之一；研究人員常以「身高體重指數」（又稱身體質量指數 Body Mass Index，BMI）來作為評估肥胖的標準。倘若體重高於平均值達 20％以上，就符合肥胖標準。和一般人比較，肥胖的人比較容易有下列的健康問題：

◇ 高血壓

◇ 高血膽固醇

◇ 成年型糖尿病

◇ 多種癌症——男人容易罹患結腸癌、直腸癌和前列腺癌；女人容易罹患乳癌、子宮癌、卵巢癌和子宮頸癌。

要改變肥胖的狀態，光是體重的減輕是不夠的。在現今高熱量與精緻化食物的飲食習慣，以及生活型態以久坐不動為主，肥胖在醫師，甚至在一般大眾眼中，不只是外觀的美醜，更是萬惡疾病之源頭。

它是由於飲食中缺乏必需脂肪酸、重要營養素，以及攝取食物中過多的營養耗損物質造成的。在這些因子交互作用之下，大腦中的熱量控制系統和熱量燃燒系統很容易失調；更進一步地，是我們所攝取的熱量大多數都被儲存下來，只有極少部分會被燃燒掉。

在這種情況下，即使沒有吃很多，體重依舊會直線上升，甚至出現我們常說的：「喝水也會胖」就是這個道理；在如此狀態下增加的脂肪，稱為「非過失脂肪」，通常這種狀況下，想要減重只透過節食，是很難達到理想目標體重的。剛剛有提到肥胖被視為萬病的源頭，一個人若是有了肥胖的困擾，通常其他的健康問題就會接踵而至。

　　肥胖的人通常很容易罹患惡化心臟病或是糖尿病，這多半與他們血液中胰島素和葡萄糖的含量與濃度過高脫不了關係。

　　想要解決肥胖問題，就必須運動與改變飲食習慣，雙管齊下才能有效達到目的。增加適當的運動量，以及改變飲食習慣，多吃含有 Ω-3 脂肪酸、纖維質和其他營養素的食物，減少營養耗損物質的攝取，像是糖分、飽和脂肪酸等，都是助於減重很好的作法。

　　關於如何利用 Ω3 體質改造計劃來改善肥胖問題，我們會在 Chapter 11 和 Chapter 12 做進一步的說明。

▲ 免疫系統失調問題

　　倘若一個人經常生病，往往會貼上免疫力差的標籤，免疫系統失調是普遍存於現代社會一種常見疾病，我們從各項研究亦可得知，有非常高比例的疾病都是因為免疫系統出了狀況有關。

　　我們在 Chapter 4 已經說明免疫系統失調會造成很多疾病，像自體免疫相關疾患、風濕性關節炎、過敏、早發型糖尿病等症狀，甚至是癌症和年輕型糖尿病，都直接或間接和免疫系統失調有關，或是經由它所誘發的。

　　體內的免疫系統原本應該是保護自己的細胞組織，抵抗外來病菌的侵略；倘若它的功能失去平衡時，就會失去自我辨識的能力，開始攻擊自我身體的細胞組織，發生問題時，就會導致疾病的產生，產生自體免疫問題。

　　一般而言，免疫系統是一個調節系統，受到嚴格的控制和調節，維持身體各項機能正常的運作。此外，它跟必需脂肪酸有密切的關係，若是飲食中缺乏必需脂肪酸，特別是 Ω-3 脂肪酸，將會導致免疫系統失調。

　　日本有一位科學家奧山村美研究日本新生兒的過敏現象，就發現目前大約有高達 1 ／ 3 的日本新生兒罹患過敏症狀；而且比例有逐年上升的跡象。**她認為影響新生兒免疫系統的主要原因，乃是日**

本飲食習慣逐漸走向西方化的失調現象，Ω-3 脂肪酸的攝取量減少了，同時又攝取了過多的 Ω-6 脂肪酸，Ω-3 脂肪酸跟 Ω-6 脂肪酸在體內無法達到一個平衡，造成體內敏感的 Ω-6 脂肪酸前列腺素（PGEII）含量過高，誘發了新生兒過敏現象的產生。

為了要改善免疫失調的問題，我認為最重要的關鍵就是必須要將體內的 Ω-3 脂肪酸和 Ω-6 脂肪酸維持在一個平衡狀態；亦即要增加 Ω-3 脂肪酸的攝取量，然後減少 Ω-6 脂肪酸的攝取量，降低西方化的飲食習慣所帶來的影響。關於如何利用 Ω3 體質改造計劃來調整免疫系統，我們在 Chapter 11 和 Chapter 12 會做更進一步的說明。

▲ 慢性腸炎──克隆氏症

克隆氏症是一種發炎性的腸道疾病，有越來越多的人，在 20 歲時罹患了自體免疫相關的克隆氏症（Crohn's disease），它的典型症狀有腹瀉、腹痛、發燒、體重減輕和虛弱等，嚴重者會導致腸道壞死。

這些病症大多數是因為小腸發炎所導致的；但偶爾大腸發炎也會引起相同的症狀。這個疾病是屬於慢性病，遇到了，就如同一場永遠打不完的戰爭一樣，終身必須跟它對抗，雖然病人大多數的時間都與正常人無異；唯有在病發時，身體會感到很不舒服，即使在如今科學如此發達的狀態下，仍然沒有一個有效的治癒方式。

不過，卻有兩位義大利的醫師：波隆那和特林，針對克隆氏症的病人做了一個很有趣的實驗。他們的實驗共分兩組，實驗組是 **39 位克隆氏症**的病患，已經有 8 個月沒發病了，他們給病患每天補充 3 顆魚油膠囊，持續 1 年的時間。

另外是對照組，同樣也是 8 個月沒發病的 39 位患者，同樣持續 1 年的時間補充營養素，唯一不同的是他們每天補充的是中性脂膠囊。

為了避免實驗結果出現誤差，魚油膠囊特別經過處理，除去魚油的腥味，並且使 EPA 和 DHA 更容易被人體吸收。除去魚腥味

在實驗中是一個很重要的步驟，目的在於使實驗的結果能夠更為客觀，避免讓醫師和病患猜測到膠囊中的脂肪是什麼，對心理影響造成影響，進而產生誤差。服用魚油膠囊的病患，平均每天攝取 2.7 克的 EPA 和 DHA；**1 年後，39 人當中，有高達 23 人沒有發病；相反的，攝取中性脂的病人，治療效果就非常有限，只有 11 人沒有發病**，足見實驗有非常顯著的差異。

在許多的研究中，都發現克隆氏症病人的腸管組織中，含有非常大量的「壞的前列腺素」（PGEII）；這是一種由 Ω-6 脂肪酸 ARA 所合成，會誘發發炎的物質。在這個實驗中，我們可以發現：服用魚油的病人，他們的發炎情況得到充分的抑制，的確有明顯下降的現象。因為服用魚油膠囊，沒有發病的人，他們紅血球中的 ALA（α-Linolenic acid，Ω-3 脂肪酸）的含量都有明顯降低，另外 Ω-3 脂肪酸的 EPA 和 DHA 的量增加很多。

再來談談另外一種慢性發炎的疾病：結腸潰瘍。它是一種大腸遭到腐蝕，產生潰瘍的症狀；常見的症狀經常伴隨嚴重腹瀉、大量出血，甚至是身體變得虛弱、體重減輕等等。跟克隆氏症的病人一樣，同樣在結腸潰瘍患者的腸管組織中，發現了大量的「壞的前列腺素」（PGEII），兩種疾病的患者身上發現的症狀是相同的。此外，還可以發現到「壞的前列腺素」（PGEII）的含量多寡，與症狀的嚴重程度成正比。通常「壞的前列腺素」（PGEII）的含量越高，症狀越嚴重。

華盛頓大學醫學系的一位教授威廉・史帝生做了一個實驗，他讓 24 位結腸潰瘍的患者，持續服用魚油膠囊 4 個月；每一顆膠囊內含有 5.4 克的 EPA 和 DHA。研究結果發現這些病人的體內，壞的前列腺素的量竟然減少了很多；同時，結腸潰瘍的典型症狀也都一一獲得改善或舒緩，包括這些病患直腸的出血狀況減緩了、傷口也逐漸癒合、甚至體重也趨於正常值。本來這群研究對象之中，還**有 7 位病患同時服用類固醇的藥物來控制發炎，在實驗過程中，持續服用魚油膠囊之後，服藥的劑量也減半了**，顯示結腸發炎的狀況受到妥善的控制。

Ω-3 脂肪酸，大幅減輕疾病纏身

　　早在 1980 年的早期，我便開始從事 Ω-3 脂肪酸缺乏症的研究；不久以後，越來越多科學家也開始投入這個研究領域。1985 到 1993 年，短短的 8 年之間，全世界將近有 5000 份醫學研究報告，都是與 Ω-3 脂肪酸的研究有關的。從此之後，研究的腳步越來越快；也越來越多的研究報告都證實，Ω-3 脂肪酸不但有助於增進人體健康，更是大大地減少了心臟病和其他有害健康之病症的發生率，替 Ω-3 脂肪酸的重要性做了強而有力的背書。

　　一開始大家的研究重心，只侷限在 Ω-3 脂肪酸和**心血管疾病**之間的關係上，但是越來越多的研究發現，Ω-3 脂肪酸對於人體健康扮演了一個至為重要的角色，漸漸的，人們才將研究擴展其他病症，如**癌症**、**關節炎**、**牛皮癬**、**發炎症狀**和**免疫系統失調**等。

　　雖然在目前，心臟病和 Ω-3 脂肪酸的關係，依舊是大家注目的焦點，畢竟在工業國家中，心臟病仍舊是不容小覷的頭號殺手；但是也越來越多人開始重視這些文明病，並且明瞭這些文明病的主因是飲食不均衡造成，通常是攝取了過多的 Ω-6 脂肪酸，而 Ω-3 脂肪酸又攝取過少所導致，只要能保持我們體內的必需脂肪酸在正常的平衡值，就能大大降低罹患這些所謂文明病的可能性。

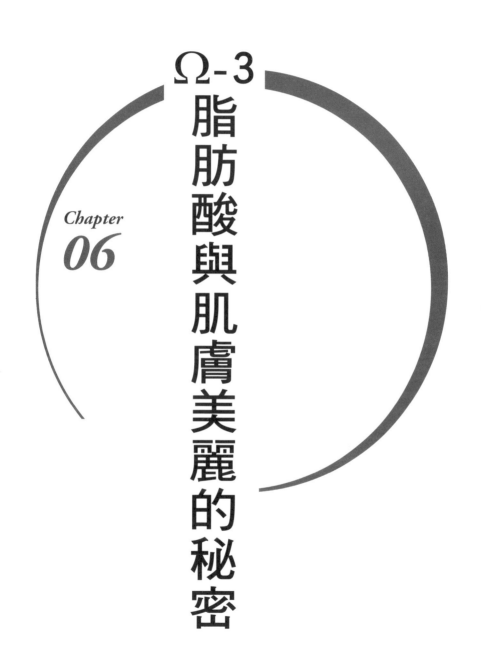

Chapter
06

Ω-3
脂肪酸與肌膚美麗的秘密

迷人的顏色搭配上精緻的東西，給人目眩神迷的感受，例如：潔白的象牙、粉紅的桃子、焦黑的木炭，以及閃閃發光的銅礦。

再美的物品，沒有美麗的顏色襯托，它的價值都將黯然失色。不論年輕老少、是男是女，人人都想要擁有吹彈可破、光滑細緻的皮膚，彷彿保有了如幼兒般細緻光滑的皮膚，就是永保青春、健康迷人的象徵。

根據統計，美國人購買化妝品、保養品等護膚商品，每年花費高達 100 億美金。大部分的人都是想看起來更年輕，更加美麗或帥氣。然而，想要擁有令人稱羨的迷人皮膚，並非是一件容易的事情。

而且皮膚病的種類、樣態非常多樣，通常都是非常不舒服的，甚至導致毀容的。這些皮膚問題，在這一章中會得到解答。根據研究顯示，**想要擁有健康的皮膚，首要條件就是要擁有均衡的營養；其中 Ω-3 脂肪酸便扮演了不可或缺的關鍵角色。**

皮膚，維持光澤亮麗的關鍵

皮膚是全身最大的器官，位於人體的外層，是我們接觸外界的第一道防線，可以保護人體不受陽光中紫外線的侵害，肩負身體許多複雜而重要的功能，既可以減少外傷的發生，像是輕微碰傷和割傷；亦可避免細菌直接侵犯人體。此外，環境中有害的污染物，不會直接進入人體，也都是歸功於皮膚的保護。

每個人身上皮膚的面積，平均約有 19 平方英尺，是人體面積最大的器官。皮膚的厚度隨著部位而有所不同；一般來講，眼皮最薄，比一根毛髮的厚度還要薄，平均只有 0.2 到 0.3 公釐左右；背部和肩膀的皮膚較厚，約有 4 公釐；而最厚的皮膚則位於腳底。

皮膚可以分為上下兩層：上層，稱為表皮層；下層，則是真皮層。表皮層的最底部有一層細胞，這層細胞具備很強的分裂能力，會不斷地進行分裂，藉此產生新細胞，並且將舊的細胞往上推擠；一層一層的細胞堆積而成，就構成了表皮層。在年輕的時候，代謝能力比較好，大約 3 到 4 個星期為一個週期，表皮層就會汰換一次。

隨著年齡增加，皮膚細胞分裂的速度越來越慢，表皮層汰換的速度也隨之變慢。這些皮膚表面的老舊細胞大多缺乏水分和彈性，呈現出來的皮膚樣貌看起來就是皮膚乾燥鬆弛。

此外，皮膚顏色與表皮健康與否有密切關聯，不同顏色的肌膚，不但提示我們身體的健康狀況，還與人體疾病有關，讓人不可不慎啊！

真皮層在表皮層的下層，是皮膚組織中最厚的部分，它是由結締組織構成，又可分為兩層。真皮層中有血管、淋巴管、神經末梢、毛囊、汗腺以及皮脂腺。真皮層中有著網狀分布的血管和淋巴管，可以提供皮膚所需的營養物質，並且移除廢物；皮脂腺會分泌油脂，具有潤滑皮膚的功效。

皮膚中含有 70% 的水分、27% 的蛋白質、2% 的脂肪和 1% 的醣類。皮膚脂肪的主要功能是潤滑皮膚，使皮膚維持光澤亮麗，其中包括必需脂肪酸、非必需脂肪酸和膽固醇等脂肪類的物質。

皮下組織是連接真皮層和肌肉之間的組織，是由疏鬆結締組織構成。皮下組織是儲藏脂肪的位置，讓身體絕緣；再者，皮下組織是生物的脂肪墊，是人體最重要的儲藏所，經由脂肪酸的儲藏及釋出來產生作用；同時，毛囊和汗腺的基部，也是位在皮下組織。毛囊主要的功能在於保護我們的毛髮，它就像是一口細小的井，從皮下組織伸展到皮膚表層。

凡是人類的指（趾）甲、動物的角和蹄、鳥類的爪，都是屬於皮膚的一部分。皮膚、毛髮和指（趾）甲的最外層是由強韌、而且防水的角質素所構成的，它是角蛋白（Keratin），屬於硬蛋白的一種。

皮膚是人體最主要的觸覺器官，因為有許多神經末梢分布在真皮層之中，冷、熱、痛和其他刺激的訊息，都是經由皮膚的神經末悄，傳遞到大腦，進而產生觸覺。有時候，皮膚都很容易洩漏我們的心理狀態，不管我們是不是自發性，像是不好意思時容易臉紅、受到驚嚇時臉色會變得蒼白、或是起雞皮疙瘩等等，這些都是我們身體在反應某些情緒時，可能是害羞、驚嚇、感到害怕、寒冷，自

然而然產生的生理現象。

在章節一開始就有提到，皮膚肩負身體許多複雜而重要的功能，同時也具有影響其他器官的作用，例如：皮膚上的膽固醇，在吸收陽光後會轉變成**維生素 D**，是維持骨骼強硬的重要元素。真皮層的皮脂腺負責製造和分泌脂肪，可以保持皮膚維持光滑，避免皮膚過於乾燥、減少水分散失。此外，汗腺在體溫的維持上扮演關鍵的角色。太熱的時候，汗腺會排出水分與礦物質，潤濕皮膚並且降低體溫；過冷的時候，汗腺則會暫停分泌，減少體溫過度流失。換句話說，汗腺具有調節體溫的重要功能。

Ω-3 脂肪酸，影響皮膚健康

每一個皮膚細胞，就像身體其他部分的細胞一樣，都有一層細胞膜。Ω-3 脂肪酸和 Ω-6 脂肪酸是細胞膜中的重要部分，它會影響皮膚的健康，因為皮膚細胞的生長速率和健康程度，和細胞膜有著密不可分的關係。

因此，如果嚴重缺乏必需脂肪酸，就會影響到細胞膜的流動性變差，皮膚所需的營養物質不容易進入細胞，細胞產生的廢物亦不容易排出；在營養進不去、廢物又排不出來的雙重壓力下，細胞就會變得不健康了，長久下來，細胞內的生化反應無法在正常情況下進行，將導致細胞沒辦法正常生長、代謝。

缺乏必需脂肪酸會引起許多皮膚病症，其中最常見的，就是好發在兒童身上的濕疹。濕疹會使得皮膚出現粗糙且堅硬的小突起，導致皮膚的透水性會變強，進而造成水分的流失。根據許多研究顯示，除了濕疹之外，許多皮膚病症都與缺乏必需脂肪酸有關，例如皮膚損傷、出現皮疹、皮膚角化不全等等。

皮膚有很多功能，**Ω-3 脂肪酸對於這些功能或多或少都有所影響，包括像是調節體溫、脂肪分布、毛髮生長和血液循環**等。這些都是住在寒冷地區的生物，透過自然演化出來的皮膚機制。我們在 Chapter 2 提過，為了適應寒冷氣候，同時也保持細胞膜的流動性，

植物會合成較多的 Ω-3 脂肪酸，特別是 ALA（α-Linolenic acid，Ω-3 脂肪酸）。而住在寒冷地區的人就和植物一樣，為了維護健康的皮膚細胞，必須擁有足夠的原料合成體內所需的長鏈 Ω-3 脂肪酸，因此要多加攝取短鏈的 Ω-3 脂肪酸—— ALA（α-Linolenic acid，Ω-3 脂肪酸）才能達到目的。

我們在 Chapter 2 介紹過前列腺素是一種調控物質，皮膚同樣需要前列腺素的條控，而 Ω-3 脂肪酸也可以合成皮膚需要的前列腺素。前列腺素和皮膚的發炎反應與組織修復有密切的關係。

有些前列腺素會引起身體產生發炎反應，延緩傷口癒合的速度；有些前列腺素則恰恰好相反。**前列腺素必須依賴必需脂肪酸合成；如果缺乏 Ω-3 脂肪酸，前列腺素（PGEII）濃度若是太高，很容易引起發炎反應**，導致造成傷口癒合的功效不佳。根據我的實驗顯示，只要 Ω-3 脂肪酸和 Ω-6 脂肪酸同時達到平衡之後，穩定了前列腺素的分泌，達到體內功能運作的平衡，通常病人的皮膚都修復的非常快，短時間就可以恢復到正常的狀態。

補充 Ω-3 脂肪酸，皮膚病症不藥而癒

我在 1980 年代早期做了一項臨床實驗，主要是為了深入研究 Ω-3 脂肪酸和文明病的關係。這個實驗共有 44 個病人參與，Chapter 4 已經有詳細地說明。研究發現，對於改善皮膚方面的問題，補充 Ω-3 脂肪酸確實發揮了嘆為觀止的作用，的確有驚人的療效。

我們在 Chapter 3 有分析了現代人營養素攝取不均衡的狀況，再根據這個臨床實驗所看到的療效，我有充分理由相信許多皮膚病症都是由於 Ω-3 脂肪酸過度缺乏所引起的。參與臨床實驗的病患，在**補充 Ω-3 脂肪酸之後，不但皮膚的色澤和彈性，比以前更好不說，就連皮膚結痂、裂傷和毛囊發炎等慢性皮膚病症，也都一一不藥而癒了。**

令人困擾的皮膚問題

困擾病患的皮膚病種類有各種樣態，其中第一類是慢性皮膚

病，在參與實驗的 44 位病患當中，39 位有慢性皮膚病，症狀包括以下數種：皮膚容易裂傷；關節和腳跟容易乾裂，而且容易長雞眼。

◇ **漏脂性皮膚炎**：漏脂性皮膚炎的典型症狀，包括皮膚出現剝落、變紅的病徵。在眉毛部位出現皮膚屑，在眼睛、鼻子、臉頰四周，或是耳朵外聽道出現了濕疹的現象等。

◇ 頭皮出現鱗癬：絕大部分的病人通常都有頭皮屑的困擾，症狀嚴重時，可能連用洗髮精或藥物都無法改善。

◇ 背部和手臂出現鱗癬；外耳道出現脫皮。

◇ 對陽光敏感：只要輕微日曬，皮膚就會曬傷、紅腫、脫皮。

◇ 局部性毛髮脫落症：此為一種局部毛髮突然脫落的症狀，好發於臉部或頭皮。

◇ 蟾蜍皮症：通常在手臂、手肘、大腿和臀部等部位的皮膚出現，常見的症狀有毛囊增大、突起、造成皮膚粗糙，出現疣狀突起的病症等。

◇ 青春痘。

◇ 圓盤狀紅斑性狼瘡造成的掉髮、皮膚結痂，以及對光線敏感。

◇ 手部嚴重濕疹。

許多病人罹患這些皮膚病已長達數年之久的時間，期間有些人也都曾經試圖用藥物進行治療，然而，獲得的效果卻相當有限。

Ω-3 脂肪酸的神奇功效

從前面幾個章節，我們得知亞麻仁油有許多驚人的療效，當然，它對於皮膚也有相同的神奇功效。

研究發現，上述患者在在補充亞麻仁油後 1 個星期之內，大多數人就有明顯的變化，自己雙手的皮膚變得更光滑、更濕潤，皮膚狀態改善許多。

隨著治療的持續進行，與 Ω-3 脂肪酸不間斷的補充，病患的手肘、腳跟和身體其他部位的皮膚，更是變得越來越光滑、柔軟。6 個星期之內，病患小腿和手臂常出現的脫皮與乾燥現象都有獲得顯著的改善，甚至消失。

有部分病患或有些人皮膚一到冬天就乾燥粗糙，在冬天洗完澡後，皮膚很容易伴隨刺痛的感覺；可是治療後，這個現象也隨之消失了。

有些病人則是經過 Ω-3 脂肪酸的補充之後，過去在眉毛、髮際、鼻子和臉頰容易出現皮膚脫落，甚至變紅的現象，後來也都獲得很大的改善，皮膚狀況相較於以往，有非常顯著的差異。

最令人感到不可思議的是，補充 Ω-3 脂肪酸竟然有**如此神奇的功效**，在 1 到 4 個月之內，**病人皮膚的結構、彈性和顏色，都有明顯大幅的改善，就連皺紋都大幅減少了。甚至連病人的皮膚對光線敏感和其他的皮膚病症，都有長足改善的現象**，沒想到只是簡單的一個動作：補充 Ω-3 脂肪酸，皮膚就能有如此顯著的改善，令人不敢置信。

改善局部脫毛、掉髮困擾

皮膚上如果突然出現**硬幣大小的掉毛、掉髮**現象，極有可能就是罹患了「局部性毛髮脫落症」。

一般認為，局部性毛髮脫落症和壓力有很大的關聯。有些人脫落的毛髮，會在幾個月後重新長出；但是也有部分的病患，失去的毛髮，終其一生都沒有再長回來。我們發現只要補充**亞麻仁油，可以改善區域性毛髮脫落**。我們讓參與實驗的病患**每天補充抗氧化物、硒、維生素、礦物質和亞麻仁油；6 到 12 個月之內，病患毛髮掉落的現象就減緩了許多，甚至有人還長出了新生毛髮**。

為了觀察這些營養素對人體有何影響性，我讓實驗中的病人補充了這些營養素，時間長達 1 年以上。

根據觀察記錄，顯示在補充 4 個月後，他們會先長出如**嬰兒般的頭髮**，柔軟無色；8 到 9 個月後，這些新生的頭髮開始出現成人頭髮的顏色；18 個月之後，原本光禿禿一片的區域，已經布滿了新生的毛髮，這些病人掉髮的問題已充分獲得改善。

蟾蜍皮症的完整修復

毛囊角質症是一種毛囊角質化後隆起，造成皮膚表面粗糙的現象，又稱之為**蟾蜍皮症**。這是一種很常見的皮膚病症，通常好發在手臂外側、手肘、大腿和臀部等部位的皮膚上。如果這些部位的皮膚變得粗糙，甚至在毛囊附近出現了一些硬硬的白色斑塊，很可能就是罹患了蟾蜍皮症所造成的，亦即所謂的毛囊角質症。

在參與我實驗中的 44 位病患裡面，有 10 人罹患了蟾蜍皮症；在實驗進行數個月後，高達 9 人的症狀都消失了，治癒率高達 9 成。很顯然的，我們可以大膽推論蟾蜍皮症也是缺乏 Ω-3 脂肪酸引起的。

因此，只要持續補充亞麻仁油，患者蟾蜍皮症的症狀便能獲得改善，研究也顯示，在經過 3 個星期亞麻仁油的補充，病患手臂和大腿的皮膚都變得光滑細緻；甚至在不久之後，臀部皮膚粗糙現象也都跟著不見了，皮膚的狀況恢復到正常的狀態，蟾蜍皮症所誘發的症狀都消失了。

終結青春痘風暴

青春痘通常好發在青春期，是由於荷爾蒙過度分泌的關係，醫學上稱為「**痤瘡**」，形成的主因乃是皮脂腺分泌過多引起的。

當皮脂腺分泌過多，造成皮膚的毛孔阻塞，皮脂腺分泌的脂肪和其他物質，就成了細菌繁殖的最佳溫床；而皮膚的其他問題，如黑頭粉刺和青春痘，更是隨之而來，有些人甚至終其一生都在跟青春痘、黑頭粉刺等問題對抗。

目前有些醫師使用一種維生素 A 的衍生物——「維甲酸（A 酸）類藥物」——來治療青春痘。它可以有效抑止青春痘的形成，但是

Ω3與Ω6的互補作用

自然界存在的脂肪大致分為飽和與不飽和二種（參考右圖）。Ω6與Ω3的是組成細胞膜的重要原料，主要是由Ω6中的花生烯酸與Ω3中的EPA這兩種物質經轉化後組成細胞膜。Ω6與Ω3在人體內有著完全相反的作用。Ω6促使細胞膜變硬，滲透力變差。Ω3則可讓細胞膜變軟，滲透力變好，雖然同為脂肪酸，卻有著互補的性質，舉例來說當我們受傷流血時，來自花生四烯酸（AA）的前列腺素PGE2會增加使血液凝固以止血，而當血栓形成時，來自Ω3、EPA的前列腺素PGE3則會開始製造，以使血液恢復順暢流動（抗凝血、化血栓）。因此，Ω6與Ω3的均衡，可以使細胞膜兼具柔軟性與韌性，進而讓肌肉、血管與心臟能夠正常運作。

「好」的前列腺素（PGE1）
抑制血小板的凝集（防止中風）
血管擴張（血壓下降）
支氣管擴張
抗發炎反應（消腫）
控制細胞增生（腫瘤變小）
加強免疫系統
促進循環（利尿）

「壞」的前列腺素（PGE2）
促進血小板的凝集（止血）
血管收縮（血壓升高）
支氣管收縮
促進發炎反應（過敏、腫脹）
促進細胞增生（腫瘤變大）
抑制免疫系統
循環減緩

「好」的前列腺素（PGE3）
PGE3產生抑制效果，抵消PGE2所產生的所有負面作用。具有強大抗發炎、抗腫瘤療效。

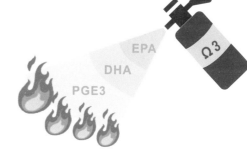

 在病理上引發皮膚搔癢及氣喘的物質中最普遍的是組織胺，而來自花生四烯酸(AA)的白三烯素(Leukotrienes)作用卻可比組織胺牆上1000倍。

發炎引發病變的途徑

殺死腦細胞，形成腦部斑塊（火燒腦）➡️ 阿茲海默症

血液變稠，使血液中囤積過多的纖維蛋白形成阻塞（CRP指數偏高）➡️ 心肌梗塞、肌肉無力感、疲倦、兒童過敏、發育不良

動脈血管壁斑塊（plaque）剝落 ➡️ 心臟病、心肌梗塞、中風

產生大量自由基，細胞病變 ➡️ 癌症、糖尿病等

使COX-2酵素大量製造而讓癌細胞增長、快速分裂 ➡️ 腫瘤長大

脂肪的種類與人體前列腺素合成途徑

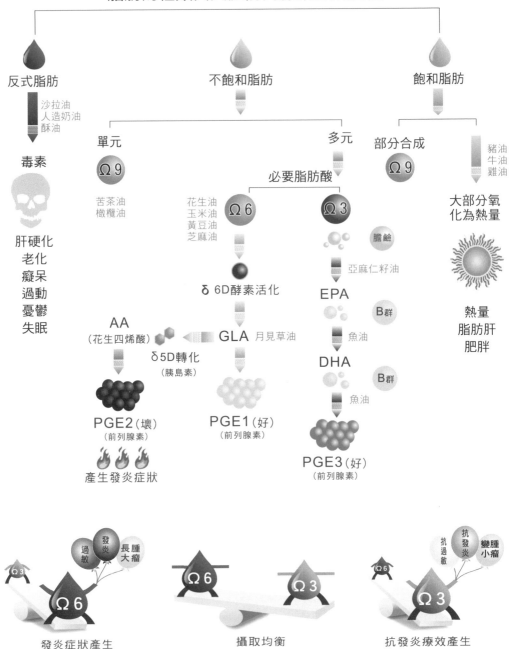

反式脂肪
- 沙拉油
- 人造奶油
- 酥油

毒素

- 肝硬化
- 老化
- 癡呆
- 過動
- 憂鬱
- 失眠

不飽和脂肪

單元
Ω9
- 苦茶油
- 橄欖油

多元

必要脂肪酸

Ω6
- 花生油
- 玉米油
- 黃豆油
- 芝麻油

δ 6D酵素活化

AA
(花生四烯酸)
δ5D轉化
(胰島素)
GLA 月見草油

PGE2 (壞)
(前列腺素)

產生發炎症狀

PGE1 (好)
(前列腺素)

Ω3
- 膽鹼
- 亞麻仁籽油

EPA
- B群
- 魚油

DHA
- B群
- 魚油

PGE3 (好)
(前列腺素)

飽和脂肪

部分合成
Ω9
- 豬油
- 牛油
- 雞油

大部分氧化為熱量

熱量
脂肪肝
肥胖

Ω3 | Ω6
過敏 發炎 長腫大瘤

發炎症狀產生

Ω6 | Ω3

攝取均衡

Ω6 | Ω3
抗過敏 抗發炎 變腫小瘤

抗發炎療效產生

現代人飲食精緻化的結果導致對Ω6的攝取量遠遠超出Ω3的攝取量，因而形成發炎體質

維甲酸有副作用，它會造成嚴重皮膚損傷，更嚴重者，甚至可能會造成新生兒產生缺陷，因此維甲酸的使用要非常小心，需要醫生的處方籤才能使用。

參與實驗的青春痘患者，有 3 位病患是來自同一個家庭，他們只有補充亞麻仁油，青春痘的症狀就獲得明顯的減緩了。然而，其餘的患者，每天額外服用 3 顆魚油膠囊，並且補充更多的 Ω-3 脂肪酸，病情才逐漸減輕，獲得控制。

這些患者的年齡分布在 22 歲到 36 歲之間；大多數人在加入實驗前，其實已經被青春痘的問題困擾許久，嘗試很多方法想要治療青春痘，可惜都沒有明顯的療效。剛剛有提到目前有些醫師是利用維甲酸來治療青春痘，結果也顯示它的確可以有效減少青春痘；不過同樣地，補充亞麻仁油也有顯著的療效；這可能是因為維生素 A 和必需脂肪酸，在體內產生了類似的生化反應所造成的。

在使用維甲酸治療青春痘時，別忘記我們前面有說過，它通常帶有很大的副作用，因此，在此之前，我建議先進行安全的 Ω3 體質改造計劃來著手青春痘的改善療程；如果 4 到 6 個月後症狀不能改善，可以再考慮使用維甲酸。

在進行實驗的過程中，我們發現 Ω-3 脂肪酸有一項更令人驚喜的療效，就是補充 Ω-3 脂肪酸除了可以改善青春痘之外，竟然還可以**減少維甲酸（Ａ酸）引起的副作用，像是嘴唇乾燥、血脂肪和血膽固醇升高等。**

同時補充 Ω-3 脂肪酸和維甲酸（Ａ酸）的話，有些青春痘的病例甚至還會出現令人滿意的療效，這是在實驗前所沒有預料到的意外驚喜。

改善圓盤狀紅斑性狼瘡

一般我們所說的「**紅斑性狼瘡**」，是一種免疫系統失調的疾病，全身都會出現症狀；但是所謂的「**圓盤狀紅斑性狼瘡**」，卻只有在臉部和上半身出現病徵。而且它的病徵僅限於局部的皮膚受損、乾

燥和發紅。

目前醫學界對於圓盤狀紅斑性狼瘡的瞭解並不多，唯一可知就是它跟紅斑性狼瘡一樣，是一種免疫系統失調的疾病。

目前並沒有一套確切或標準的治療方法，可以有效治療圓盤狀紅斑性狼瘡，所有關於圓盤狀紅斑性狼瘡的治療，都是實驗性的。參與 Ω-3 脂肪酸實驗的病患中，有一位罹患圓盤狀紅斑性狼瘡的患者，患病時間已經長達 5 年的時間了；他曾經試過很多種方法，但是都沒有任何顯著的效果。

相當驚奇的是，在補充亞麻仁油 2 星期之後，他的病症竟然就有了改善；包括乾燥、粗硬的皮膚，開始變軟。2 個月後，劇烈的疼痛隨之消失了，他的手可謂是幾乎恢復正常。【編審註】

自從生病後，他從來沒有接受過正常的日曬。然而，實驗期間是他第一次可以走到陽光下，享受沐浴在陽光底下的溫暖。最不可思議的是，他的頭皮上有**一處約 40% 輕微結痂的區域，竟然又重新長出健康的頭髮**，令人不敢置信！

亞麻仁油造成的改變十分明顯。如果病人停止服用亞麻仁油，體內缺乏足夠的亞麻仁油，2 個星期之後，皮膚馬上就又會變得乾燥，臉上也會再度出現相關的皮膚病症。但只要恢復亞麻仁油的補充，讓體內補足所需的亞麻仁油，這些病症又很快地消失不見了，真是十分的神奇。

減輕濕疹的侵擾

濕疹經常會伴隨許多令人不舒服的症狀，如**發癢、發炎、結痂，和皮膚滲水、化膿**等。簡言之，濕疹就是皮膚炎。罹患濕疹的原因，

編審註

細胞分子矯正醫學多年來的臨床顯示：維生素 B₃ 缺乏症幾乎與脂肪酸缺乏症畫上等號，原因是維生素 B₃ 協助身體利用食物中攝取進來的脂肪酸，缺乏維生素 B₃ 或脂肪酸攝取不足，都會導向類似的皮膚症狀與腦神經系統相關疾病（糙皮症）。

目前尚未有個清楚的定論；濕疹患者經常伴隨著過敏性鼻炎或氣喘的問題，因此有人認為濕疹屬於過敏疾病的一種。

濕疹是很常見的皮膚疾病，在美國，大約有 700 萬人是濕疹患者。甚至有少數人一輩子都深受濕疹的困擾，不得其解。

補充亞麻仁油之後，實驗中有半數以上患者的濕疹症狀獲得顯著改善，由此可見，Ω-3 脂肪酸對治療濕疹具有明顯療效，能夠有效改善濕疹的症狀。

Ω-3 脂肪酸提升皮膚的健康狀態

我們花了很大的篇幅說明了，人體缺乏必需脂肪酸的時候，皮膚會產生許多病症，例如濕疹、結痂、毛囊腫大和毛髮脫落等；這些症狀和**缺乏維生素 B 群**所引發的皮膚病很類似。

我們在 Chapter 1 曾經提過，缺乏維生素 B_3 容易罹患糙皮病；而糙皮病的病症與濕疹和皮膚乾燥等疾病所造成的病症，便相當的雷同。

為什麼缺乏維生素 B 群和缺乏必需脂肪酸，兩者會有如此雷同的皮膚病症呢？Chapter 2 曾介紹過維生素 B 群的功能，它可以幫助短鏈的脂肪酸，轉變成長鏈的脂肪酸，再協助長鏈的脂肪酸，轉變成所謂的前列腺素。因此，可以推論維生素 B 群和必需脂肪酸，同樣都是維護皮膚健康的關鍵物質，缺一不可；只要缺乏其中一樣，皮膚就會出現病症，警告身體出現問題了，必須盡快解決。

此外，科學家們還發現了，在礦物質中的鋅也是維護皮膚健康的重要物質。有一種疾病稱之為「**脂漏性皮膚炎**」（seborrhoeic dermatitis）；這類患者的皮膚會出現類似濕疹的疹子，通常會伴隨毛髮脫落、腹瀉的症狀。新生兒如果罹患脂漏性皮膚炎，通常無法正常發育，而且很快就會死亡。研究人員後來進一步發現，有些新生兒是因為**無法正常吸收鋅**，才會產生脂漏性皮膚炎；因此只要額外補充礦物質鋅，讓這些新生兒體內的鋅維持在正常的數值範圍內，他們就不會發病了，脂漏性皮膚炎可以輕易獲得治療與控制。

再者，研究人員更進一步發現：當我們的飲食中缺乏鋅或必需脂肪酸，便很容易會產生毛髮脫落和皮膚感染的問題，像是皮膚的透水性改變，導致傷口不易癒合、以及免疫失調等問題。鋅與必需脂肪酸的關係，就如同維生素 B 群和必需脂肪酸的關係；**鋅也有酵素作用，它可以協助短鏈的必需脂肪酸轉變成長鏈，再進一步，轉變成前列腺素，提供體內機能的正常運作。**

保持皮膚的年輕，擁有一身光滑細緻的健康皮膚是每個人的願望，而達成這個願望並不難，只要**同時補充鋅和必需脂肪酸**，就可輕易改善皮膚病症，達到促進皮膚健康的目的。此外，這亦是一個很好的例子，證明只要多種營養素共同作用，維護健康便是輕而易舉之事。

前面的章節亦曾提到，Ω-3 脂肪酸具有穩定膽固醇的功效，而這個功效同樣可以增進皮膚的健康。膽固醇跟必需脂肪酸的結合，會變成一個穩定的單元，維持細胞膜正常功能的運作。

反之，倘若體內的必需脂肪酸缺乏，膽固醇無法使之結合，就只好和飽和脂肪酸結合；這個「膽固醇──飽和脂肪酸」的合成單元，其特性是十分不穩定，容易造成細胞膜的通透性異常，這個異常會使得細胞特別容易喪失水分，當皮膚水分不足，甚至乾燥時，各式各樣的皮膚病症就隨之而來了，令人不得不謹慎面對。

Ω3 體質改造計劃，增進皮膚健康

實驗剛開始時，這些病患只補充亞麻仁油，就可以在短時間內看到皮膚獲得顯著的改善；然而，光靠亞麻仁油的補充仍嫌不足，如果要有更好且更長效的治療效果，就必須同時補充其他的營養素，例如**維生素 A**（包括維生素 A 的前驅物：β - 胡蘿蔔素）、**維生素 B、礦物質硒**等。

人體透過這些營養素的協助與交互作用，才能將 Ω-3 脂肪酸的功效發揮到極致，維護身體機能的正常運作，保持身體健康；因此我把這些營養素，稱為「Ω-3 脂肪酸的協同因子」。

　　關於增進 44 位病患皮膚健康的 Ω3 體質改造計劃，會在 Chapter 11 和 Chapter 12 做一個詳細說明。

　　實行 Ω3 體質改造計劃，可以讓皮膚更柔軟、更光滑、更有彈性，甚至可以減少皺紋的產生；也可以讓頭髮更為有光澤、更健康。這個計劃雖然不能讓時光逆流或暫留，但是卻能減少與淡化歲月在我們身上留下的痕跡。

　　換句話說，Ω3 體質改造計劃提供的是一個從內而外的營養美容法，讓人由內而外散發出最自然的美麗與光彩。

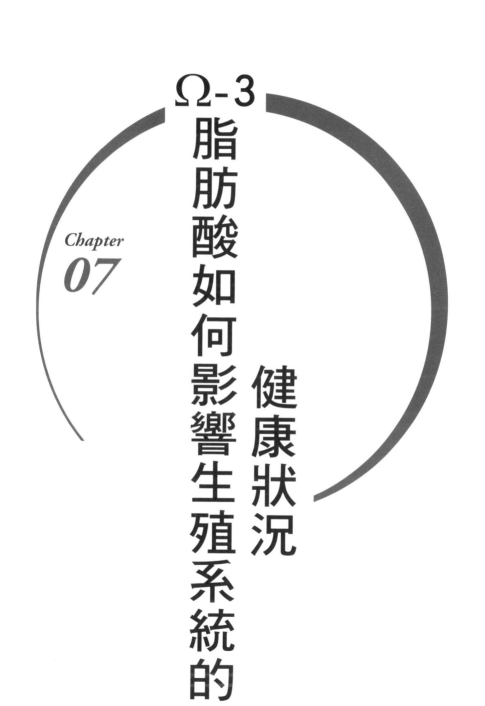

Chapter
07

Ω-3脂肪酸如何影響生殖系統的健康狀況

荷爾蒙和生殖器官的交互作用，決定了生殖系統是否健康，而影響這個交互作用的重要因子，就是食物中的營養素，因此生殖系統比起其他器官，更容易受到食物中的營養素影響。

許多生殖系統造成的問題，比如：**經前症候群、不孕症等，往往都是缺乏必需脂肪酸所造成，只要適度補充 Ω-3 脂肪酸，這些病症就會消失。**

本章節中，我們將介紹食物中的營養素與兩性生殖能力之間的關係，以及懷孕過程中，不可或缺的營養素。

Ω-3 脂肪酸與女性生理系統的健康關係

要使女性的生殖系統發揮正常功能，例如：規律的月經或懷孕時期的胎兒健康，經常需要補充額外的營養素。缺乏營養素或是營養不均衡，皆會導致許多病症的產生，例如：**貧血、乳癌、骨質疏鬆、偏頭痛和經前症候群**等等。

女性生殖系統的健康，和 Ω-3 脂肪酸有非常密切的關係。我在 1980 年進行的 Ω3 體質改造計劃（詳情請參閱 Chapter 4），其中 44 位受測者裡，有 3 名長年月經失調的女病患補充數個月的亞麻仁油後，月經週期馬上恢復正常；另外，許多女性都有**關節炎、滑囊炎**等健康問題，**藉由長時間補充亞麻仁油，也能減輕相關病症。**

閱讀完最後兩章節的詳細說明，我們將進一步瞭解，Ω-3 脂肪酸能夠幫助減輕各種女性生理病症，包含經前症候群、痛經的問題，以及改善不孕體質和更年期不適等症狀。

經前症候群，月經週期前的不適症狀

多數女性都有這種經驗：每次月經來臨前，身體就會開始產生各種不舒服的情況，這種現象被稱為**經前症候群（PMS）**，指得正是月經來臨前不適症狀，相對月經尚未到來的女性而言，不舒服的狀況將嚴重。

許多擁有經前症候群狀況的病患，都是由於體內女性荷爾蒙濃

度變化過大的關係，她們往往也飽受不規律的月經週期困擾，在這之中，又屬年齡 30 歲到 45 歲之間的女性，特別容易有經前症候群的問題。

經前症候群的病患，好發的症狀包含：

◇ 神經緊張、情緒起伏大、焦慮、想哭、易怒。

◇ 胸部脹痛。

◇ 倦怠、暈眩、健忘、頭痛。

◇ 淺眠問題。

◇ 嘴饞，特別想吃特定甜鹹食的狀況。

儘管目前的我們，仍然無法確定造成經前症候群的真正原因，但可以肯定的是，下面幾種原因是引發經前症候群的要素：

◇ 第一、**雌激素太高、黃體素太低**導致女性荷爾蒙不平衡。

◇ 第二、不平衡的前列腺素。（參考 Chapter 2。）

◇ 第三、腦中的「**神經傳遞物質（血清素、多巴胺、正腎上腺素、乙醯膽鹼）不平衡**」。釋放出神經傳遞物質的神經細胞，會將訊息送往另一個細胞，訊息遞送過程中的失衡，將造成「神經傳遞物質」的不平衡。

這些種種要素，都與經前症候群之間有著十分緊密的關聯。

從前，生理學家認為經前症候群根本不存在，只是一種女性月經週期中，產生的心理疾病。直到近代，我們已經透過科學化的實驗，證實經前症候群確實存在，而且是可癒的。

現在的女性荷爾蒙研究發現，前列腺素或神經系統如果產生不平衡的情形，就可能引發經前症候群。前列腺素可以調節神經系統，促使腦內的神經迴路正常運作，同時也具備將女性荷爾蒙的訊息，轉換成細胞聽得懂的語言，傳遞給細胞的功能。由此可知，女性荷爾蒙和神經系統、前列腺素的平衡息息相關。

如何平衡體內前列腺素的濃度，同時降低刺激性的前列腺素、增加安定性的前列腺素，Ω-3 脂肪酸提供了我們一盞明燈，食用亞麻仁油和魚油，可以提供必需的脂肪酸用以維持前列腺素平衡，進而減輕經前症候群的狀況。

痛經，生理期下腹疼痛症狀

多數女性都曾有過生理期下腹部疼痛的經驗，有些女性飽受生理期的痛苦折磨，疼痛的狀況十分嚴重，連腰部和大腿都可能發生酸痛，即是典型的痛經症狀。

造成痛經的原因，往往是生理期間**子宮肌肉劇烈**的收縮所造成，而影響子宮肌肉收縮或放鬆與否的要素，正是經由 Ω-6 脂肪酸或 Ω-3 脂肪酸合成的**前列腺素**。攝取過多的 Ω-6 脂肪酸、Ω-3 脂肪酸的攝取量卻不足時，往往就會造成生理期間子宮肌肉過度收縮而產生疼痛。

有些人嘗試利用藥物來影響前列腺素的收縮，緩解痛經的現象，但是這些藥物，往往也會干擾放鬆性前列腺素作用，沒辦法準確的減輕痛經的情況。如果能在生理期來臨前一個禮拜，就開始補充 Ω-3 脂肪酸直到生理期結束，將能有效控制子宮收縮程度，減輕每月一次的惱人煩惱。

不孕症──黏液沾黏，導致精子活動率衰弱

造成女性不孕症的原因往往很多，有兩種不孕症的原因，與缺乏必需脂肪酸息息相關：有些女性的不孕症，與**子宮頸黏液太厚、太黏，阻礙了精子活動**有關；另外有一群女性，則是由於陰道分泌物擁有**殺死精子**的功能，導致精子難以進入子宮受孕。

Ω-6 脂肪酸及 Ω-3 脂肪酸的相互合作，**可以增加子宮頸黏液的流動性，減少黏液在子宮頸的量**；同時，也能改變陰道**分泌物的成分，保護精子**。一場關於動物的生育實驗，證實了這兩種必需脂肪酸在生育方面的功用：當科學家在實驗動物的飲食中，分別加入 Ω-6 脂肪酸或 Ω-3 脂肪酸時，生育率稍微提高了一些；如果同時加入這

兩種必需脂肪酸，生育率則大幅提升。

參加 Ω3 體質改造計劃的病人當中，有位女性擁有長達 10 年月經不規律的病史，在加入這個計劃之前，有整整 4 年的時間，她倚靠藥物的幫助，懷孕並且生下一對雙胞胎，然而她諸如皮膚乾燥、關節炎等其他健康方面的問題，卻遲遲得不到解決。一開始她僅是為了減輕關節炎加入實驗，然而當她持續**補充亞麻仁油後的 2 星期**，她驚訝的發現自己的**月經週期完全恢復正常了！**

實驗期間，她遵照實驗室人員的指示，每天補充 1 大湯匙的亞麻仁油以及其他必須營養素，7 個月後，她在沒有倚靠任何藥物的情況下，自然地懷孕並且產下一名健康的男寶寶。

由於寶寶的母親懷孕前後，甚至一直到哺乳的過程中，都持續補充亞麻仁油，這個男孩可以說是最標準的「**亞麻仁油寶寶**」呢！（Chapter 8 將詳細說明哺乳與必需脂肪酸之間的關係。）

補充必需脂肪酸，改善更年期造成的陰道乾燥

當更年期來臨時，由於女性荷爾蒙的分泌量大幅降低、生理週期停止，使得陰道產生分泌物減少、陰道組織變薄的情形。由於**乾燥的陰道很容易產生發癢、性交疼痛的現象**，這些種種變化，導致許多更年期的女性備感困擾。

適度的補充女性荷爾蒙可能可以減緩這些症狀的發生，但是往往會出現許多不能預期的副作用：輕微可能是身體狀態的不舒服；嚴重一點，更可能造成**膽囊疾病、偏頭痛、肺臟**或**大腦出現凝結血塊**，以及**乳癌風險**的提高。

必需脂肪酸能確保分泌細胞的健康，健康的分泌細胞才可以產生足夠的分泌物，而只要體內必需脂肪酸的濃度達到平衡，就能夠減少陰道的乾燥情形發生，保持陰道內部的潤滑。參加 Ω3 體質改造計劃中的 **2 名女性，在補充數個月的亞麻仁油後，就解決了陰道分泌物減少的問題。**

Ω-3 脂肪酸與男性生殖系統健康的關係

許多研究人員發現，最近幾十年，男性的生育力逐年降低，換句話說，男性所製造的精子數目每一秒都在不斷下降中，至少**減少近 50%** 左右的精子活動量。

科學家揣測，其中一個造成男性生育力降低的原因，可能與工業和農業合成的化學物質盛行有關。例如：1972 年已禁用的**殺蟲劑 DDT**，就是其中一個環境中常見的汙染物。自從 1940 年代開始使用 DDT 之後，越來越多的男性生殖系統問題浮出檯面。

DDT 類似女性荷爾蒙，在男性體內產生類似雌激素的作用，阻礙男性賀爾蒙的功能，能夠使生理性別為**男的胎兒女性化**。這樣的胎兒長大出生後，**精子的數目會相較一般成年男性較低**，性器官也容易出現畸形的風險。

除此之外，DDT 透過人體產生的化學物質，更可能對男性的生育力造成實際的影響。

有些人可能會問，如果實驗動物缺乏必需脂肪酸，就會導致生殖系統的問題，影響生育。那這些人類生殖系統的毛病，也是缺乏必需脂肪酸造成的嗎？

其實，不論是男性或女性，加入 Ω3 體質改造計劃的 44 位病患，都沒有 Ω-6 脂肪酸缺乏的現象；不過，Ω-3 脂肪酸的缺乏情況卻相當普遍。正常狀態下的健康睪丸，應該要含有大量的長鏈 Ω-3 脂肪酸，這些長鏈 Ω-3 脂肪酸，除了透過短鏈 Ω-3 脂肪酸自行合成外（請參閱 Chapter 2），主要還是直接經由海鮮等富含豐富 DHA 的食物中攝取。

傳統的俗諺告訴我們：「多吃牡蠣，可以壯陽」，在 Ω3 體質改造計劃中是獲得證實的。參與計劃的多位男性病患都表示，在攝取 Ω-3 脂肪酸之後，性能力有顯著的增強情況。由於牡蠣和其他的海鮮，都含有大量的 DHA 和 EPA（另一種 Ω-3 脂肪酸），而牡蠣還含有大量的**鋅**，這些都是維持男性生殖系統健康的重要物質。

Ω-3 脂肪酸還能夠解決另一項男性常見疾病——**良性前列腺肥大症**。肥大的前列腺不僅會造成性功能障礙，也會壓迫尿道，引發病患的尿意，造成夜間頻尿現象不斷，嚴重干擾病患的睡眠時光。

在現代社會中，40 歲以上的男性，幾乎每一個人都罹患過前列腺肥大症，許多人因而認為前列腺肥大的問題，將是每一位中年男子都無法躲避的宿命。但是，真的是這樣嗎？又或者前列腺肥大的症狀，其實只是另一項缺乏營養素所導致的疾病？

Ω3 體質改造計劃中，有 2 名罹患前列腺肥大症的男性，症狀各持續了 1 年多的時間，藉由補充亞麻仁油，這些症狀居然就完全消失無蹤了！其中 1 名病患本身是**一位醫師**，他因此特意在醫藥期刊上，**公開闡述了亞麻仁油幫助其免除手術之苦的個人經歷**。

關於 Ω3 體質改造計劃的詳細細節，我們將在 Chapter 11 和 Chapter 12 作出說明。

補充 Ω-3 脂肪酸，讓母親與胎兒同時獲得孕中營養

現代人的飲食中，大都包含了精緻的糖類和麵粉，卻缺乏必要的維生素、礦物質和必需營養素。然而，父、母親的營養會大大影響腹中胎兒的健康程度，如果父母雙方長期食用營養、粗糙的天然食材，不需要特別補充營養，就能生出聰明又健康的寶寶。

多數想懷孕的夫妻都知道，懷孕期間應避免酒精、藥物、尼古丁、咖啡因和壓力等不良因子，相比之下，很少人會去注意營養不均所造成的問題，特別是缺乏 Ω-3 脂肪酸對胎兒的影響。

在接下來的篇幅裡，我將告訴讀者，必需脂肪酸如何影響胎兒的發育；接著繼續介紹食用非精緻、天然的食材對孕中婦女的益處；最後，為了幫助即將成父母的讀者，孕育一個健康寶寶，我將提供簡單的飲食指南供讀者參考。關於 Ω3 體質改造計劃，我們會在末兩章節詳細說明。

胎兒的產前發育與營養素

正如同我們在前面章節所提到的，必需脂肪酸將影響免疫系統的正常功能，如果孕中婦女缺乏 Ω-3 脂肪酸的攝取，這樣寶寶可能出現許多免疫系統上的問題，甚至會進一步影響其他組織的健康。

換句話說，由於從**胎兒時期到出生後幾個月，免疫系統已經發育完成，因此在此時增加必需脂肪酸的攝取**，將能夠幫助胎兒健康發育。 必需脂肪酸也會對胎兒的腦部發育產生影響，1968 年，瑞典的科學家拉爾斯・史芬那赫發現，影響腦中含量最高的不飽和脂肪酸，是 Ω-3 脂肪酸—— DHA；次高則是 Ω-6 脂肪酸—— ARA（請參考 Chapter 2 關於此兩種脂肪酸的介紹）。

這兩種脂肪酸，其中一種，可以經由胎兒的身體自行合成；但是另一種，胎兒只能透過母親的飲食或身內部組織獲得，無法自行合成。然而這一種，剛剛好正是胎兒腦部發育所必需的脂肪酸。義大利的科學家 C・蓋力在 1971 年和他的同事共同發表了一篇論文，特別強調孕中婦女補充必需脂肪酸的重要性，這個理論同時也獲得其他研究成果的支持。C・蓋力認為，**缺乏必需脂肪酸的胎兒，腦部可能發育不全，出現永久性的損傷。**

好好吃魚，好好補腦

懷孕後期的 3 個月，胎兒腦部發展將迅速的增長，此時需要大量補充 Ω-3 脂肪酸的 DHA 以及 Ω-6 脂肪酸的 ARA 來供給腦部發育。如果孕中婦女是素食主義者，可以透過攝取堅果、種子、穀物以及食用油等亞麻油酸（Ω-6 脂肪酸），將體內酵素從短鏈的亞麻油酸轉變為長鏈的 ARA，作為供給自己和胎兒的養分。

儘管如此，素食主義的母親仍然比較容易缺乏 DHA，因懷孕期間，胎兒以及母體對於 DHA 的需求都會大增，而補充 DHA 最好的方法，當然是直接攝取魚類和貝類食材。由於海鮮仍然是 DHA 含量最高的食物，就算母體經由其他食材補充大量的短鏈 Ω-3 脂肪酸 ALA（ α -Linolenic acid，Ω3 脂肪酸），從 ALA（ α -Linolenic acid，Ω3 脂肪酸）轉換為 DHA 的份量仍然是不夠的。吃素的孕中婦女，可以改為服用魚油膠囊或植物性製成的 DHA 膠囊，來補充足夠的 DHA 供寶寶攝取。

除了寶寶的腦部發展，大量 DHA 也可以促使眼睛發育完善；如果腹中胎兒是男性，睪丸的發育也需要大量 DHA 補充。這或許是為何長久以來，懷孕婦女都需要增加油類攝取的原因吧！

健康寶寶是「吃」出來的

受到工業化的精緻飲食影響，大部分的人，尤其是當今孕婦，都缺少了某部分的重要營養素。最早發現工業社會前後，普羅大眾營養素攝取的改變，是一位叫做威斯頓‧普萊斯（Weston A Price）的牙醫。他同時也是一名人類學家，專門研究非工業化地區，人們的健康與食物之間的關係。

普萊斯和他的妻子菲倫絲，從 1920 到 1930 年代開始，在阿拉斯加、祕魯、澳洲和非洲等維持傳統部落生活的地區，拍攝了 1萬 8000 張以上的居民照片，做出一系列關於食物檢體和**牙齒**測試的分析。

Ω-3 脂肪酸奇蹟——臨床療癒實證

我們天生就需要攝取大量 Ω-3 脂肪酸嗎？

到目前為止，我們已經知道，**正常胎兒的腦部發育**，必須同時存在兩種必需脂肪酸—— ARA 和 DHA。這兩種脂肪酸分別存在於陸地食物和海中生物內，陸地食物中必需脂肪酸的含量較少；海鮮類食物則含量較高，例如：水生動植物體內的 DHA 含量很高，而貝類則含有大量的 ARA。如果依據身型大

小來計算，人類腦部的供應能量，要比其他動物多出了 2 倍，那麼，我們是天生就需要攝取大量 Ω-3 脂肪酸的嗎？

1961 年，英國科學家阿利斯特‧哈代爵士開創了一種新的假說，打破舊有人類演化理論。阿利斯特‧哈代認為原始人類的祖先來自於類人猿，當時的類人猿離開了樹居生活，轉而移居到海邊和湖邊（和當時普遍被接受的理論不同，多數科學家認為，類人猿離開樹居生活後，遷徙至非洲大草原居住）。

他認為這些「半水棲的類人猿」（又簡稱水猿）為了涉水渡河，學會直立走路；同時，為了能敲開貝類食用，學會使用雙手握住器具，這些水猿經歷幾百萬年的演化，終於孕育出早期的原始人類。哈代爵士的「水猿假說」根據，來自於早期原始人特徵，比較類似於典型的海洋哺乳類，如海豚、海豹，擁有許多陸地動物所沒有的生理特性，比如：短少的體毛、潛水反射以及擁有皮下脂肪等。

除此之外，人類大腦和身體的比例很大，大腦和身體的比例又被稱作「腦／身比」，也就是說，人類是屬於「腦／身比」大的動物。然而，大多數的大型陸地哺乳類生物的「腦／身比」都很小，例如：牛和大象。牛和大象的「腦／身比」大約只有人類的 1 ／ 20；猩猩也只有人類的 1 ／ 6；只有海洋哺乳類才擁有極高的「腦／身比」。

關於水猿假說，另一名支持者，是一位英國科學家麥可‧克勞福特。克勞福特認為，水猿的腦會隨著體型的增長而增大，因為水中動植物含有**腦部發育所需的大量脂肪酸及營養素**，而這些營養素的供給，是草原和森林都沒辦法供給的。

調查結果讓普萊斯非常驚訝，**當地居民健康情況十分良好，也沒有什麼牙齒問題。**這些地區的居民體內都含有大量的 Ω-3 脂肪酸和 Ω-6 脂肪酸，而當地孕婦平常則是靠吃進大量的魚貝類以及水生植物來補充營養。

其中，最令他印象深刻的是居民們為了提供孕婦和哺乳婦女更多的營養，會透過整個部落遷徙的方式，或是和自己的敵人交換食物來達成。普萊斯調查後的數年，這些地區的居民飲食慢慢走向西方現代化，改吃**白麵粉**和**糖**做的食物，罹患的疾病也因此跟著現代化，不到幾年的時間，居民開始產生許多**牙齒**和**疾病**問題。

因此，想要受孕或正在懷孕期間的夫婦們，在飲食上一定要多加留意，才能孕育出健康快樂的胎兒。下面的飲食指南，可以作為計劃懷孕時的參考（需先和醫生討論）：

懷孕前，男性和女性必須持續 6 個月以上食用富含必需脂肪酸的食物，例如：魚類中的**鮭魚**、堅果中的**核桃**、穀類中的**冬麥**，以及**亞麻仁油**等食用油，都是很好的選擇。這些食物中包含溫帶或寒帶的動、植物，是 Ω-3 脂肪酸和 Ω-6 脂肪酸的良好來源。不論懷孕前、後，孕中婦女需大量的補充必需脂肪酸、纖維質、維生素以及礦物質，比如：**葉酸**、**硒**、**鎂**、**鈣**、**鋅**和**鉻**等等。

懷孕期間的體重不可減輕，懷孕期的女性，每個月增加 3 磅體重，或者在懷孕期間內總體重增加 25 到 35 磅都是正常範圍。

懷孕期間，應該比未懷孕時多增加 10％到 15％的熱量，這些熱量可以透過魚或雞肉取得。例如：平日每天攝取 2200 大卡的熱量，懷孕期間每日則需增加攝取約 300 大卡，也就是每日需攝取至少 2500 大卡的熱量。

Ω-3 脂肪酸對男女生殖系統好處多多

前面的例子讓我們知道，不論是男性或是女性，適度的攝取 Ω-3 脂肪酸才能維持生殖系統的健康。

以女性為例，**Ω-3 脂肪酸可以調節月經週期、改善更年期造成的陰道乾燥與不適**；而對於男性來說，Ω-3 脂肪酸能夠幫助中年男性們逃離前列腺肥大的夢魘，改善其功能上的毛病；以男、女雙方的好處來說，**Ω-3 脂肪酸對於提高生育率，增加精子活動量有很大的幫助。**

如果你即將為人父母，或是正處於計劃懷孕的階段，何不讓自己的寶寶有一個最好的開始呢？適度的補充 Ω-3 脂肪酸，這一重要營養素，可以幫助寶寶健康的發育、成長。

希望各位都能夠和自己的醫生們，好好討論營養素攝取的問題。

食用特殊食物必須注意的事項

從懷孕到生產期間，許多孕婦會透過服用藥物或飲食療法，來改善健康方面的問題。但是所謂的飲食療法，吃進什麼？該吃多少？往往是一個環環相扣的問題。

對於懷孕媽媽來說，應該是健康有益的東西；到了胎兒身上，卻不一定有好處。最佳的控制方法，是儘量將媽媽的攝取量降低到能控制病情的最低量，然而這樣子的複雜公式，必須透過醫生和營養師互相研究討論，才能根據孕婦的身體狀況，做出最佳決定。

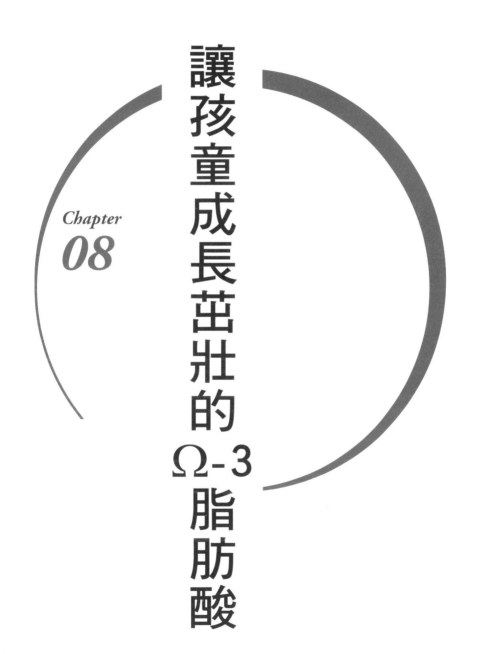

Chapter
08

讓孩童成長茁壯的Ω-3脂肪酸

前幾章節內容告訴我們，現在很多疾病都是缺乏必需脂肪酸的攝取所造成，只要使孩童們均衡攝取必需的營養素，就能避免很多疾病的發生；在這一章節，我們將繼續介紹幾個，與必需脂肪酸缺乏有關的幼兒期疾病。

接著再告訴各位，如何利用必需脂肪酸守護孩童們的健康！

過去錯誤的飲食習慣，導致營養素缺乏的毛病，造就了我們現在的身軀，我們僅能儘量不讓身體中的各種毛病，影響自己的日常生活。然而，你的孩子可以有不同的選擇，不用和你走向一樣的道路！

孩童的必需脂肪酸早期缺乏症

必需脂肪酸早期性的缺乏，始於婦女懷孕時，如果胎兒本身缺乏必需脂肪酸，出生後又沒有適度補充，那麼從出生早期，就會出現必需脂肪酸缺乏的症狀，例如：**幼兒的長期性腸絞痛**，往往是**成人大腸激躁症**的早期症狀。

許多消化系統的毛病，往往都起源於 Ω-3 脂肪酸和 Ω-6 脂肪酸的不平衡。當這兩種必需脂肪酸不平衡，調控兩種必需脂肪酸所產生的物質——前列腺素，也會跟著不平衡。

Ω-6 脂肪酸會製造出容易引起過敏和發炎反應的前列腺素；而 Ω-3 脂肪酸產生的前列腺素，正好可以減輕這些症狀。

由於體內所有的組織和細胞都會分泌前列腺素，因此受到必需脂肪酸不平衡所影響，往往不僅止於孩童的消化系統，皮膚、氣管和腦部發育，都可能因而受到牽連。

原因不明的嬰兒猝死症

嬰兒在睡眠中沒有任何徵兆的突然死亡，使得**嬰兒猝死症**（SIDS）成為一個令人困擾的疾病，然而引發它的真正原因，直到現在都還未有定案。

有很高比例的嬰兒猝死症案例，是由於嬰兒在睡覺時壓迫到胃

部，導致呼吸和吞嚥的障礙。在 Ω3 體質改造計劃中，有幾位缺乏 Ω-3 脂肪酸的病患，有吞嚥反射困難和呼吸突然中止，幾近窒息的毛病，我們發現這些症狀和嬰兒猝死症相當類似。因此，進一步分析嬰兒猝死症的案例，可以發現：

◇ 嬰兒食品，大都缺乏 Ω-3 脂肪酸。

◇ 嬰兒食品和牛奶中的生物素含量都過低。所謂生物素指的是維生素 H，可以進一步幫助人體利用脂肪酸。

◇ 嬰兒血液中可以保護必需脂肪酸，避免其氧化的維生素 E 和硒含量過低。

嬰兒營養的不均衡，往往來自於缺乏 Ω-3 脂肪酸、維生素 H 和硒的嬰兒食品。營養不均衡，不一定會讓嬰兒出現生長遲緩的明顯症狀，有時候反而是出現影響健康和行為的內在性危害。

近年的解剖學研究發現，死於嬰兒猝死症的嬰兒，大腦的生化物質是處於失調的情況。因此我認為，嬰兒營養失調確實會增加嬰兒罹患猝死症的機率。如果能在母體內就補充適量的 Ω-3 脂肪酸，或許就可避免嬰兒腦中出現不正常物質的機會。

過動兒的成因──反式脂肪

相較於其他孩子，過動的孩童（ADHD）注意力集中的時間比較短，經常因為容易衝動，或好動、靜不下來而替家裡和學校造成了很多麻煩，這些過動的孩子長大後，往往也比別的孩子更容易被學校退學或是產生反社會行為。

目前已經過初步證明：過動兒血液中的 DHA 濃度，相對於一般兒童更低，而 DHA 正是一種 Ω-3 脂肪酸，可以幫助眼睛、控管人類行為，協助與記憶的大腦皮層發揮正常功能。

由於缺乏 Ω-3 脂肪酸，過動孩童比普通孩子更容易罹患過敏、濕疹、氣喘、頭痛、胃痛、耳朵發炎和皮膚乾燥的病症。另外一種證實過動與 Ω-3 脂肪酸之間關係的證據，是過動兒中男孩的比例高

出女孩許多。這正好對應了 Ω-3 脂肪酸與人體之間的關係需求：不論出生前、後，男孩都比女孩需要更多的 Ω-3 脂肪酸。

以美國為例，過動兒的人數正處於持續增加的狀態。過度食用真空包裝的食物和速食，造成反式脂肪的含量越來越高。這兩種相反的劇增、劇減現象，有什麼關連呢？

往前翻閱 Chapter 2 和 Chapter 3，你會發現，脂肪酸**氧化**的過程裡，會產生許多**反式脂肪**，這些反式脂肪會阻礙人體的吸收能力，並進一步干擾必需脂肪酸的正常功能。不幸的是，孩童們愛吃的**炸薯條、甜食點心**等**油炸**或**烘焙**類食物，含有高量的反式脂肪，對於這些過動兒來說，反式脂肪會使他們血液中的 DHA 和其他必需脂肪酸的濃度變得更低。

過動兒比較適合直接補充長鏈 DHA，比如：魚油、魚貝類；或是補充含有大量 GLA 的**月見草油**，它包含許多長鏈 Ω-6 脂肪酸的營養，可以同時補充。由於過動兒體質上的問題，不容易將短鏈的必需脂肪酸轉換成長鏈（詳情參閱 Chapter 2）。

同時補充 Ω-3 脂肪酸和 Ω-6 脂肪酸到達該有的量，可以讓兩種必需脂肪酸自腦部或身體組織達到健康的平衡，減少「壞的前列腺」產生，才能減輕各種病痛。

免疫系統異常造成的自閉症

自閉症是一種令許多父母為之心碎的神秘疾病，他們看起來與別人一樣，但在接觸人、事、物時，傾向於活在自己的世界中，藉著特定、重複的行為，讓自己產生安全感。

擁抱和照顧自閉症的孩童，**往往不會產生與一般孩子相同的哭或笑反應**；同時，他們也非常害怕噪音和普通孩子玩的遊戲。許多自閉症的孩子從來不願意說話，有時只會說些簡短、重複的字句，對於利用語言來建立這個世界的溝通，對他們來說是十分困難的事情。

人體如果受到病毒感染，免疫系統就會產生抗體，這些抗體是

用來消滅病菌、達到保護身體的功效。1985 年，史丹佛大學的研究人員在自閉症孩童的血液與脊髓液中，發現了一種能夠干擾腦中化學物質、阻斷血清促進素功能的不尋常抗體，由此發現自閉症和免疫系統異常有關。

那麼罹患自閉症，是否與缺乏 Ω-3 脂肪酸有關係呢？人體的免疫系統需要 Ω-3 脂肪酸和 Ω-6 脂肪酸之間的平衡，但現代人常常攝取過多的 Ω-6 脂肪酸，而忽略 Ω-3 脂肪酸的攝取。

許多研究結果顯示，**「維生素」和「鎂」能夠幫助人體利用必需脂肪酸**，如果讓自閉症孩童們補充適量的**維生素 B₃ 和鎂**，他們的病症則有可能因而減輕。我相信，適度的在孩子的食物中添加 Ω-3 脂肪酸，可以**增進大腦功能發展**、維持免疫系統健康，甚至可以進一步減輕自閉症。

常見的兒童牙齒問題

造成兒童**牙齒**問題的原因有很多，有些人認為是遺傳；有些人認為是由於長時間吸吮拇指、用嘴呼吸所造成的。

常見的乳牙問題有：牙齒生長歪斜、齒列過度擁擠和咬合不正等，所謂的咬合不正，指得是上顎的門牙和犬齒長得太長或過於突出所造成。

從 1920 到 1930 年代開始，著名牙醫師兼學者威斯頓‧普萊斯和他的妻子，移居到非工業化的傳統地區，研究當地居民的飲食習慣與牙齒健康之間的關係（請參閱 Chapter 7）。

他們發現，這些地區的居民日常飲食習慣，**攝取了大量的纖維素和其他必須營養素**，如：Ω-3 脂肪酸，**這讓居民們幾乎人人都擁有健康的牙齒，同時充滿活力**。普萊斯夫婦因而推測，牙齒健康和營養素之間存在著一種特定關聯性。然而數年以後，當普萊斯夫婦再度回到原本的地區進行研究時，卻發現了完全不同的情況。

這些地區的居民由於改吃現代社會加入過多糖和精製麵粉的食

物，**放棄了傳統的粗食習慣，居民不僅牙齒狀況變糟了，也罹患了許多當代的文明病。小孩的臉頰和下顎變得較窄、鼻孔變小，同時也出現了牙齒生長歪斜、齒列過度擁擠和咬合不正等問題。**

　　吃進去的食物，真的有可能在短短幾個世代內，對我們的顎骨和牙齒造成影響嗎？醫學界對這個問題的看法，其實並不一致。不過，就像普萊斯研究中的居民，能夠確定的是，**數千年前人類的飲食，纖維質、維生素、礦物質和 Ω-3 脂肪酸的含量確實比現在高出許多。**傳統食物和當代食物的差異性，也許就是解釋古人類的頭骨遺骸，為何與當代人類不同的其中一個原因，最典型的特徵就是他們堅固和**排列整齊的牙齒**。

Ω3 體質改造計劃與哺乳間的關係

　　營養均衡的媽媽，乳汁中擁有完美比例的脂肪酸，能夠幫助寶寶的大腦和身體，快速、健康的成長發育，同時，母乳中的抗體，能夠提供寶寶避免感染和疾病的侵襲，這些優點，都是嬰兒食品與牛奶無法取代的。

　　由此可知，母乳擁有十分重要的營養價值，除了非不得已的原因，媽媽應該至少親自哺乳寶寶持續 **6** 個月，如果可以，最好能長達 **2** 年的時間。不過，營養的母乳具備先決條件：媽媽必須充分攝取各項營養素，尤其是現代食物中所缺乏的營養素。

　　早產兒是最需要母乳提供營養的一群，母乳能夠協助他們的免疫系統更為成熟。我認識許多早產兒的媽媽，由於自己無法分泌母乳，於是藉由為寶寶找奶媽，或是收購別人的母乳供寶寶食用，這樣做雖然會十分麻煩，但是嬰兒獲得的好處將更大。母乳除了可以提供長鏈 Ω-3 脂肪酸或 Ω-6 脂肪酸，幫助早產兒健康成長，也可以提供抗體，保護脆弱的寶寶。

　　接下來，我們將進一步介紹，這些對媽媽有益處的營養是如何轉化為養分供給寶寶使用；以及如果不能親自哺育，如何增加額外營養素在嬰兒食品之中。

健康寶寶來自媽媽充足的營養

嬰兒對許多營養素或脂肪酸的需求，與成人差異很大，舉例來說，由於成人可以自行合成足夠的膽固醇，因此即使食物中膽固醇的含量很低，或是不含膽固醇，對成年人的健康都沒有太大影響。

但對於嬰兒來說，為了配合他們腦部的發育，讓嬰兒擁有強固細胞膜、防水的皮膚，同時能夠正常利用陽光合成的維生素 D，都需要製造大量的脂肪，而脂肪中膽固醇的含量就佔據了 30%，因此，這些嬰兒成長所需的膽固醇，光靠體內合成是完全不夠的。

基於以上原因，母乳中膽固醇的含量其實很高。事實上，對於年紀比較大的孩童和成年人來說，低膽固醇的食物可能對身體來說比較無負擔；但是對嬰兒和幼兒來說，食物中膽固醇含量過低是非常不適合的。

絕大多數的寶寶，無法在懷孕期間就將腦部發育完全，直到出生後，嬰兒腦部始終維持在發育狀態。由於胎兒頭部的大小會受到母親產道的限制，因此出生之後幾個月，嬰兒頭部還是會持續成長，**嬰兒的腦部會消耗掉嬰兒 60% 以上的能量。**（相對於成人的腦部，往往才需消耗 20% 的能量。）

一般靈長類在出生後，腦部重量會成長到出生前的 **2 倍**，而人類嬰兒在**出生後 18 個月，**腦部的重量多會達到出生前的 **4 倍大。**幫助寶寶腦部成長所需的脂肪營養，除了膽固醇外，大量的多元不飽和脂肪酸也是其中之一。營養均衡的媽媽，可以從母乳中提供適當比例的 DHA、ARA，以及其他的必需營養素，這些營養素正是大腦和其他組織的主要成份（詳情請參閱 Chapter 7）。

Chapter 7 曾經介紹過，胎兒沒有能力將短鏈必需脂肪酸轉換為長鏈必需脂肪酸，因此胎兒腦部發育需要的長鏈 DHA 和 ARA 營養素，必須靠媽媽提供，其中，未達足月就出生的早產兒，尤其需要必需脂肪酸的幫助。**提早離開子宮的早產嬰兒，大腦其他組織都未發育完全，需要的 DHA 和 ARA 營養素也無法自己獨自製造。因此，必須特別補充長鏈必需脂肪酸，才能維持早產兒的正常發育。**

其實，就算是足月出生的嬰兒，合成 DHA 和 ARA 必需脂肪酸的量，也可能發生不夠用的情況，因此，餵奶對於剛出生的寶寶來說，是相當有益的。

母乳中的營養價值，完全經由母親的飲食狀況來決定，如果媽媽本身的飲食狀況，就已經缺乏 Ω-3 脂肪酸、**硒、鋅**和**維生素 H**，母乳中所含的營養，也會大打折扣。

不幸的是，現代母乳的 Ω-3 脂肪酸含量只有以前的 1 ／ 4，美國人民缺乏營養的日常飲食，完全反應在婦女分泌的母乳之中。

因此，打算哺乳的媽媽，也必須多攝取寶寶所需要的營養。首先，和懷孕前相比，必須攝取較多的熱量，每天至少要多攝取五百至 1000 大卡的熱量。如果懷孕前平均每天攝取 1300 大卡的熱量，哺乳期間，就必須提高攝取到 2700 至 3200 大卡。

除了熱量之外，我建議親自**哺乳**的母親每天必須多補充必需脂肪酸，尤其是 Ω-3 脂肪酸。**每天 1 大湯匙以上的亞麻仁油，加上 1 茶匙的魚肝油或幾顆魚油膠囊，就能完整提供足夠的必需脂肪酸供給寶寶。**如果想要知道更完整的補充計劃，請參閱 Chapter 11 和 Chapter 12 提及的 Ω3 體質改造計劃。

哺乳的另一好處——減輕體重

哺乳期間，懷孕婦女的身體會多消耗 10％至 15％的熱量和營養素，藉此分泌更多乳汁；同時也能**刺激子宮收縮**，讓子宮恢復成產前的大小。因此，親自哺乳不僅對寶寶的健康有益，對媽媽來說，也能迅速恢復產前的身材跟體重。

無法哺乳該怎麼辦？靠嬰兒食品強化營養

即便是嬰兒食品公司都不得不認同，嬰兒食品中的成分，最好近似於健康母乳的成份，越接近越好。**母乳中含有三種重要的長鏈脂肪酸，分別是 Ω-3 脂肪酸的 DHA、Ω-6 脂肪酸的 ARA 和 GLA。**

除了美國的嬰兒食品中不含上述的長鏈脂肪酸，其他國家（包含日本、台灣、韓國）的嬰兒食品，幾乎都會特別添加這三種脂肪酸。即使到了今日，美國的嬰兒食品業者已經開始考慮在早產兒食品中加入 DHA 和 ARA 營養素，但是仍然沒有考慮添加進一般的嬰兒食品中。也許必須等到美國母親們的抗議電話和信函，寄到嬰兒食品公司家門，才能加速美國廠商革新的腳步，在嬰兒食品中添加這些重要脂肪酸。

美國的嬰兒食品公司認為，並不需要在嬰兒食品中添加這些脂肪酸，其實並不是太讓人驚訝的事情。一直等到 1960 年代末期，**許多美國嬰兒因為缺乏 Ω-3 脂肪酸的 ALA（α-Linolenic acid，Ω-3 脂肪酸）以及 Ω-6 脂肪酸的 DHA 亞麻油酸，罹患嚴重濕疹之時，**這些廠商才醒悟，幫絕大多數的嬰兒食品，添加 ALA（α-Linolenic acid，Ω-3 脂肪酸）和 DHA 等脂肪酸，一直延續到現在。

然而，由於美國目前並未對嬰兒食品添加長鏈脂肪酸，因此對於不能親自哺乳的媽媽來說，每天滴入 5 至 10 滴的魚肝油到孩子的嬰兒食品中，或是滴入從海藻中萃取到的 DHA，才能給寶寶提供足夠的 DHA 營養素。

這是項很安全的作法，但其實並非最好的方法。魚肝油不含 GLA 營養素，而 ARA 的含量也相當少，如果可以，每天滴入 1 或 2 顆膠囊的月見草油進入嬰兒食品中，就能補充長鏈的 Ω-6 脂肪酸（每顆月見草油膠囊，約含有 40 毫克的 GLA）；或者，乾脆直接尋找添加均衡脂肪酸的嬰兒食品。

在歐洲、亞洲和美國，不時的會出現一批充滿良知和道德的科學家，大聲疾呼嬰兒食品中脂肪酸含量的重要性，這對於無法親自哺乳的媽媽來說，無疑是最好的消息。然而，對於寶寶來說，任何新的、改良過的嬰兒食品，始終比不上母乳，母乳的地位始終不可撼動。

幼兒的必需營養素

從嬰兒進入幼兒的這個階段，營養素扮演著極其重要的角色。在這個時期，養成寶寶吃高營養、高纖維食物的習慣，對於寶寶來說將非常重要。

6 個月大之後，可以開始讓寶寶嘗試接觸固態食物，此時最好讓他多吃**低糖、低飽和脂肪酸**的食物（脂肪酸的分類請參閱 Chapter 2），比如天然奶油、胡桃油或亞麻仁油等，富含大量脂肪酸的食物。但要特別注意的是，**6 個月大的寶寶消化系統還未發育完全，全面停吃母乳或嬰兒食品是不恰當的選擇；可能造成胃敏感的食物**，也盡量不要讓寶寶攝取；除此之外，由於寶寶還不能消化澱粉，因此不要讓寶寶吃到穀類。

為了讓 6 到 10 個月大的寶寶可以慢慢嘗試固態食物，第一次只能讓寶寶吃一口或半湯匙，以後再慢慢增加，如果可以，連續 5 天內，不要讓寶寶吃別種固態食物，這樣才能分別確定，每種固態食物對於寶寶來說，會不會產生不良影響，有過敏性遺傳家族史的家庭，更應該特別小心。

隨著寶寶年齡的增長，等到 9 至 10 個月大時，寶寶已經可以嘗試吃下熟蛋黃了，可漸漸增加為小塊熟蛋白；通常此時，也可以開始吃進乳酪、小塊魚肉、含有豐富鐵質的羊肝、家禽肉或羊肉。

1 歲大的寶寶，每日應該吃進 950 毫克的母乳或嬰兒食品，可額外再加入三餐和燕麥、蘋果醬、煮過的水果、麥芽糊等小點心；另外，水煮的蔬菜、胡蘿蔔、甜菜、甘藷和南瓜等，也都是很好的副食品。一般來說，此時媽媽能吃進去的，寶寶也差不多都能吃了。

這個時期的寶寶，食物中不要加入糖和鹽。母乳和蔬菜水果中含有的糖分，已經可以滿足寶寶的味覺享受，如果額外添加糖分，會讓寶寶養成依賴糖分的壞習慣；這時的母乳和其他食物，也都提供了寶寶充足的鹽分，因此食物中，也無須特地添加不必要的鹽分。

1 歲的寶寶，只要將食物打成糊狀或切成小塊，幾乎能吃所有

的食物。不過，還是需要每日 5 滴至 10 滴（約 1 茶匙）的魚肝油和其他魚油，來補充寶寶的 Ω-3 脂肪酸。

母乳和嬰兒食品中的維生素 C 含量很少，**對於 1 歲的寶寶來說，每日應補充 50 到 100 毫克的維生素 C**。鮮榨柳橙汁和水果濃湯，都是很好的副食品，如果想要額外攝取，可以將市售的**維生素 C 粉劑**，溶進果汁或水果泥中，補充額外的維生素 C 營養。寶寶長出 4 顆臼齒的時間，大約在 12 到 18 個月大時。這個時期，寶寶能夠更容易的咀嚼食物，有些柔軟的水煮蔬菜，不必煮得很爛就可以食用；而新鮮水果也是能多吃的食物。

然而，舉凡花生等堅果類，為了避免噎到，還是盡量不要讓寶寶吃；倒是堅果製成的奶油可以多加攝取。

約莫在 3 歲左右，寶寶的 20 顆乳牙將全部長齊。此時，不論是生蔬菜，或加進麵包中的堅果或種子，比如胡桃、杏仁、栗子、榛果、葵花子和南瓜子等，家裡大人們常吃的食物，寶寶幾乎都能吃了。

多吃蔬菜、全麥、豆類和水果的寶寶不容易便秘，因為大量纖維質可以幫助腸胃進行蠕動。如果寶寶出現便秘問題，可以在纖維優格、水果泥或穀物中，添加 1 茶匙的麥麩，或 1 ／ 3 茶匙的亞麻仁油，如此就能增強腸胃蠕動的速度，使排便更為順利。

盡早補充必需脂肪酸，才能獲得健康

證據顯示，母乳提供的必需脂肪酸，能讓寶寶健康的成長，是寶寶最好的營養來源。

1980 年代至今，Ω-3 脂肪酸研究報告已經超過 5000 份，許多科學家投入了大量心力去研究並證實，**Ω-3 脂肪酸會影響動物的腦神經發育**。例如，我們早已得知，Ω-3 脂肪酸的 DHA 可以幫助視網膜發展，將影像轉換成神經訊號傳到大腦。研究發現，缺乏 DHA 的小猴子，很早就會開始出現視力衰退、視覺反應變慢的現象。

　　反過來說，如果早產兒從小吃母乳或添加 DHA 的嬰兒食品，大腦的視覺將發展得比一般寶寶快速，科學家發現，他們血液、眼睛和大腦中，DHA 的濃度都較高，可能是造成視覺發育較快的原因；然而，長期食用未添加 DHA 的嬰兒食品，寶寶的發展就會比較慢。

　　幾乎所有研究人員都表示，在媽媽和寶寶的飲食中加進額外的必需脂肪酸，對寶寶的健康將有很大幫助。寶寶在母體時，Ω-3 脂肪酸和 Ω-6 脂肪酸就協助他們發育腦部、神經和眼睛；等到寶寶出生之後，母乳中所提供的必需脂肪酸，也可以讓寶寶的大腦持續發育下去。因此，各位母親們請持續補充均衡的必需脂肪酸，一起為了寶寶的健康加把勁！

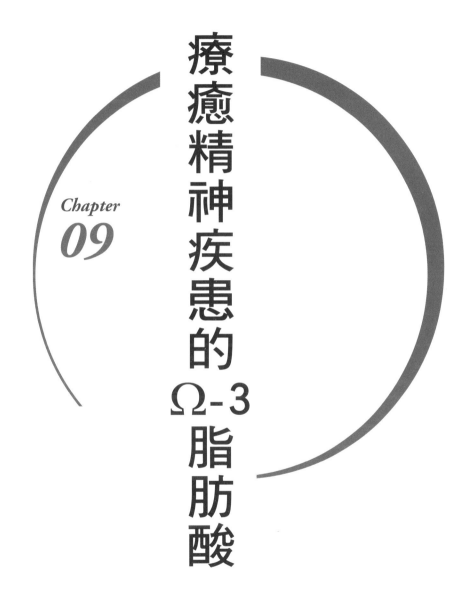

Chapter
09

療癒精神疾患的Ω-3脂肪酸

精神分裂症。本章節將先介紹幾種常見的精神疾患，接著再說明，精神健康和必需脂肪酸之間的關聯性。同時，我將舉幾個真實案例，讓大家瞭解必需脂肪酸在精神健康中的重要性。

人體的精神健康和必需脂肪酸有著密不可分的關係，許多精神疾病，包括精神分裂症，躁鬱症等，都與缺乏必需脂肪酸有關。

1980 年代，我進行了一項為病人補充 Ω-3 脂肪酸的 Ω3 體質改造計劃。許多病患加入實驗之後，幾乎所有參與的病人都表示，心理變得比較平靜，也比較不容易感到焦慮。

如果各位時常有感到**緊張**、**焦慮**、甚至**持續憂鬱**的情形，別忘了嘗試看看這個健康自然的 Ω3 體質改造計劃。Ω-3 脂肪酸不僅可以幫助精神病人，更可以替我們帶來平靜。

人人畏懼的精神疾病

數百年以來，多數人都認為，只有被邪靈附身或是做了不道德行為的人，才會罹患精神疾病，導致大家畏懼，同時對於精神疾病避之唯恐不及。大部分的人並不會因為身體生病而羞於啟齒，因為這是件很平凡常見的事；但當罹患精神疾病時，為什麼大家要認為這是件丟臉的事呢？

事實上，現在許多科學家已經證明，由於各種生化物質影響腦部功能，才會導致精神疾病的產生。

神經學家也已經能夠告訴我們，大腦哪些部分，左右著我們的運動、聽覺、視覺和嗅覺。透過腦波圖記錄大腦的神經電流，我們的情感、情緒、性衝動、恐懼、焦慮、生氣和快樂都無所遁形。**大腦中的不正常神經衝動**，也將左右我們，評估是否罹患以下的精神疾患：

◇ 「**躁鬱症**」的病人，容易從極端憂鬱轉為極度亢奮，躁鬱症的產生，是大腦的情緒中樞出現問題。

◇ 「**焦慮症**」是一種情感癲癇症，容易焦慮、害怕，同樣是掌

管大腦的情緒中樞出了問題。

◇ 「**精神分裂症**」，相對於情緒中樞的病症，是掌管大腦的思
考中樞出現問題，病人會產生妄想、幻覺，甚至精神異常的
狀況，無法分辨現實世界及虛幻世界的差異。

藉由**鋰**等藥物來減輕大腦功能失調的精神疾病，可以緩解躁鬱
症高低起伏的情緒，但卻無法完全根治；精神分裂症的病患為了減
少異常行為，能夠服用**鎮定劑**減輕病症，但產生**無力、嗜睡、健忘**，
甚至**發胖**都是常見的

缺乏必需脂肪酸，造成「大腦敏感症」

精神疾患和多數的身體疾病一樣，與必需脂肪酸的高度缺乏密
不可分，大部份缺乏 Ω-3 脂肪酸的病患，由於體內必需脂肪酸的不
足，往往也有缺乏維生素和礦物質的現象，缺乏維生素和礦物質，
將使人體更難以利用必需脂肪酸。

事實上，精神疾患是一種文明病。對於一個身心相對敏感的人
來說，缺乏某些營養將導致的身體疾病，也同樣會反噬造成大腦出
現毛病，比如說，產生莫名的害怕、恐慌、憤怒等情緒，甚至出現
吸毒般的愉悅感。

因此，我認為，精神疾患的另一種稱呼，應該叫作「**大腦敏感
症**」（irritable brain syndrome）──和其他生理疾病一樣，都與營
養素的缺乏有密切關係。（詳情請參閱 Chapter 3）

腦內所需的必需脂肪酸

脂肪酸的含量佔據症常大腦組織 60～70％，因此，必需脂肪
酸是維持大腦正常運作的重要因子。大腦的神經細胞之間，**彼此倚
靠「神經傳遞物質」傳遞訊息，而前列腺素則可以控制神經傳遞物
質間的聯繫**（詳情請參閱 Chapter 2）。因此，一旦前列腺素失衡，
干擾到神經細胞間的傳遞，就會導致大腦產生精神疾病。

我們曾經於前面幾個章節中介紹，如果人體內**必需脂肪酸失**

衡，前列腺素也會失衡，而前列腺素只能倚靠必需脂肪酸的合成，Ω-3 脂肪酸和 Ω-6 脂肪酸，正是其中重要的兩大必需脂肪酸。假如日常飲食中 Ω-3 脂肪酸的攝取不足，包括大腦組織在內的體內組織器官，都會增加「刺激性前列腺素」的含量。

近代的科學家發現，**精神疾病患者的大腦中，確實產生前列腺素失衡的狀況**。腦脊液包覆在人類大腦和脊髓周圍，它可以避免大腦和脊髓的震盪，減少人體的損傷，還能提供大量的營養物質予腦部及神經。

然而，研究人員研究精神分裂症病患的腦脊液時，發現他們腦部引起**血管收縮**和**發炎**反應的「**壞前列腺素 PGEII**」，含量特別高；而能夠降低發炎反應的「**好前列腺素 PGE III**」，含量卻相當低。**這種失衡的情形，一般認為就是造成大腦功能失調的原因。** 值得慶幸的是，只要**攝取充足的 Ω-3 脂肪酸，就能夠調整出一個新的平衡狀態**。

對於很多精神分裂症的病人來說，都曾經歷過試著振作，恐懼感卻越來越強烈，直到他們完全崩潰的一段焦慮時期。從焦慮到精神狀態完全異常的極端歷程，我們也能夠從維生素缺乏的患者身上看到。那麼，難道這都是一種病症嗎？如果是，又是怎麼導致這種情況發生呢？

許多研究顯示，精神分裂症與家族遺傳有關，但引發疾病的原因，往往是包含食物在內的環境因子。尤其在青少年階段**身體急速成長、荷爾蒙改變，需要大量營養素的青春期，精神分裂症也跟著而生，這段期間也比較容易發生精神壓力和情感困擾。現代化的飲食習慣，本來導致了許多營養素的缺乏**，加之青春期少年少女時常盲目追求過瘦、苗條的體態，導致少食、節食的情況，這些都導致了人體嚴重缺乏營養素，尤其是 Ω-3 脂肪酸。

如果家族本身就帶有精神分裂症的遺傳因子，病患本身又常常營養素攝取不足，就可能造成 Ω-3 脂肪酸在體內的含量過低，使病患本身特別容易出現異常的精神狀況。

即使送往醫院治療，大部分的美國醫院，販賣機裡販賣的食物仍然是：糖果、汽水、咖啡，病人的餐點依舊缺乏纖維質和 Ω-3 脂肪酸；在這樣的狀況下，實在不太可能改變病人的身心症狀。

維生素 B 群、前列腺素與情緒間的三角關係

顯然，遺傳決定了我們的體質，而缺乏營養素，則影響大腦的功能。當腦中的前列腺素缺乏或失衡，大腦很容易就被干擾；然而，只有當營養素缺乏的狀態，精神病症才會一一浮現。

缺乏 Ω-3 脂肪酸，是導致精神疾患的主要原因；不過，有時缺乏維生素 B 群，也會出現相關病症。

缺乏維生素 B 群產生的症狀，與缺乏必需脂肪酸十分相似，差異只是在，人類身體需要有維生素 B 群的幫忙，才可以將必需脂肪酸轉換為前列腺素。假如你缺乏 Ω-3 脂肪酸，透過補充大量的維生素 B 群，也能夠減少前列腺素的失衡，讓體內僅存的 Ω-3 脂肪酸正常運作。

改善精神疾病的 Ω3 體質改造計劃

在 Ω3 體質改造計劃中，總共有 **44 位**病患參與，這些人的裡面有 12 名精神疾病患者，並同時併發其他的文明病症。這些生理上的病症，包含了**皮膚乾燥、手指龜裂、頭皮屑、關節炎，大腸激躁症、食物過敏、偏頭痛、倦怠和耳鳴**等。

有 **7 位**精神病患，在參與計劃後，表示自己的生理症狀減輕的同時，廣場恐懼症、情緒失調和精神分裂症等精神疾患也減輕了。

這是由於他們體內的 **Ω-3 脂肪酸含量提高**的緣故。在這幾個病例實驗中，我們同時發現：**治療嚴重精神病患**時，必須特別注意病情發展，和 Ω-3 脂肪酸的劑量控制。

1980 年代初期，我邀請了這幾名精神病患共同參與我的實驗。我並非他們精神科的主治醫生，因此沒有特別記錄他們的精神情況，僅是讓他們自己記下生理和精神的改變，藉以減少心理狀態在

實驗中產生的誤差。

除了等會提到的黛比外，其他病人的病情，後續就追蹤不到了。因此，除了黛比，其他病患的名字，都採取假名示意（有關 Ω3 體質改造計劃，詳細請參考 Chapter 4）。

每天服用亞麻仁油，改善廣場恐懼症

病患會竭盡所能避免進入陌生環境，當他獨自面對人群或不熟悉的環境時，將引發強烈焦慮和恐慌的感覺。

實驗中，共有 4 位患有廣場恐懼症的病患，其中，有 3 位表示，在持續服用亞麻仁油之後，心理更踏實、平靜，症狀獲得了改善。

32 歲的凱文，是位廣場恐懼症病患，他唯一讓他感到安全的地方，就只有家裡，因此，他幾乎耗費了所有時間留在家裡，盡可能避免任何會令他感到焦慮的地方。

凱文擁有許多生理疾病，比如：手和腿的肌膚乾燥、耳鳴、結腸和食道產生痙攣、淺眠和倦怠等問題。他的精神科醫師替凱文開過許多處方藥，卻無法減輕他的廣場恐懼症，因為他們似乎沒有注意到，凱文的廣場恐懼症與生理病症間的相互關聯。

加入實驗後的凱文，養成每日補充 3 大湯匙亞麻仁油的習慣，同時輔以維生素。短短 2 個半月的時間，凱文的**皮膚變光滑，睡得很熟，耳鳴**和**偏頭痛**的毛病也改善、消失了。1 年過後，當所有生理病症狀都改善的時候，他也不再為離開家中這件事，感到強烈焦慮。

凱文曾經有兩次偶然的機會，**停止服用亞麻仁油**，時間長達 1 週，那是他剛開始嘗試離開家中，拜訪遠地親戚的時候。這段期間中，他漸漸開始感到緊張；直到重新服用亞麻仁油，才又回到平靜的狀態。

有位 35 歲的病患，名叫瑪塔，已經有 8 年沒有踏出家門一步，就算待在她所謂「安全的家」，每個月還是會出現一至兩次極度焦慮的情況。瑪塔也有一些生理病症，包含**肌膚乾燥、頭皮屑、食物**

過敏、經前不適、偶發性關節炎、長期疲勞以及**低血壓**。剛開始參與實驗，她每天服用亞麻仁油 2 大湯匙；1 個月後，她獲得了充滿光澤的頭髮和滑亮的肌膚，同時，也不容易感到強烈的恐慌。

3 個月之後，瑪塔可以離開家門口，走到街角而不覺得害怕，反而感到輕鬆平靜。直到 1 年後，所有的生理症狀都改善了，血壓回到了正常狀況，此時的她，認為安全的區域已經大幅增加了。

58 歲的恰克，是一名政府委託的代理人，同時也是一位廣場恐懼症病患，他擁有成堆的慢性病，諸如**滑囊炎、耳鳴、肌膚乾燥和倦怠**等。他可以忍受因為工作離家，或是出差前往外地，但 40 年來，只要恰克走進空曠的廣場或地區，就會忍不住感到恐慌。

參與實驗後的恰克，每日服用 3 大湯匙亞麻仁油，輔以各種維生素的補充，並且三餐飯前，一定吃進纖維優格。恰克在第 3 個月發現焦慮的症狀減輕了，也開始能夠自己成功穿越空曠的廣場。自從加入實驗之後，恰克就不停地強迫自己穿越廣場，因此此時的他，並不能準確肯定，究竟是練習的功效，還是亞麻仁油。然而可以肯定的是，6 個月過後，恰克的**滑囊炎和耳鳴都減輕了，不再時常產生疲倦**，肌膚也感受到光澤出現。

1 年後的恰克，可以非常肯定告訴我，Ω3 體質改造計劃的確有減輕焦慮的功效。直到現在，當他很有自信穿越廣場時，他仍舊持續補充亞麻仁油，以及維持他的練習，同時，根據他的說法，吹口哨也有幫助呢。

第 4 位病患是一位 53 歲的女性，罹患廣場恐懼症已經有 20 餘年。同時併發**肥胖、骨關節炎、大腸激躁症和肌膚乾燥**等症狀，並且，對大多數的食物都有過敏現象。自從參與實驗後，她每日服用 **3 大湯匙的亞麻仁油，2 個月之後**，手上的**雞眼硬皮就軟化了**。

此時的她，因為擔憂每日服用亞麻仁油，會產生過多熱量，因此決定停止這項實驗。十分可惜的是，他的其他生理病症，還未出現改善的徵兆，但 2 個月的時程，正好是其他病患病況轉好的關鍵時間點。

長期性的情緒失調症候群

在個人生命中，或多或少都會出現一些傷心、沮喪的感覺，比如：遭遇情感挫折、財物損失或親友過世，都將引發一陣子的負面情感。

然而，有一小部份的人，這些負面的情緒往往一發不可收拾，超出一般人的反應程度。有時候，即使根本沒有發生不順遂，他們也會感到長時間的沮喪。因此，科學家們懷疑，這些負面情緒不單單僅屬於心理層面的問題，與生理狀況也有關聯。

病患情緒的失調情況，可以大致區分為「**單極性**」和「**雙極性**」。情緒在「極端憂鬱」和「正常」之間擺動的病人，被稱為「單極性情緒失調」；雙極性情緒失調的病患，往往又被稱作「**躁鬱症**」，情緒介於「**極端憂鬱**」和「**極端亢奮**」之間擺盪。

躁鬱症病患在情緒亢奮期時，正像是吸食毒品後的高亢感覺。病患感到無所不能、充滿活力，腦袋隨時冒出個種新奇想法，轉個不停。此時的病患也處在精神狀態不穩定的情況，變得缺乏耐心、焦躁不安。

有位提早離開 Ω3 體質改造計劃的躁鬱症患者，名叫西兒薇雅。她是位 29 歲的女性，罹患躁鬱症的時間約有 1 年半醫生開立了包含鋰的處方籤，但仍然無法減輕她的病情。加入實驗之後，西兒薇雅每日**服用 1 大湯匙的亞麻仁油**，不出 6 個禮拜，她不再不時感到倦怠，膚色紅潤，也不再畏寒。

正當情況漸漸好轉的時候，西兒薇雅卻開始產生嚴重的情緒失調，從極度亢奮轉到極度憂鬱。當她決定退出實驗，停止服用亞麻仁油，所有的生理症狀又再度出現。

這個案例讓我獲得一個寶貴的體驗，有嚴重躁鬱症問題的病人，一定要特別注意劑量問題，攝取亞麻仁油劑量不當，反而會讓亢奮的情緒轉為憂鬱。

　　相比之下，其他病患的情形就好多了。露西，一位罹患了偏執性精神分裂症的 32 歲的女性，加入實驗的前 12 年，她經常陷入各種憂鬱的情緒之中。她服用了可以協助減緩精神疾患的藥物，卻產生體重增加、甲狀腺功能衰退的多種副作用，而這迫使她必須服用其他藥物加以抵抗。

　　露西擁有一位推崇細胞分子矯正學派的主治醫生，他認為是露西體內化學物質的不平衡，導致精神疾患產生，因此，他每日三次，請露西服用**大量維生素**，每次服用**維生素 B₃（菸鹼酸）**1 克，輔以**其他維生素 B 群**。持續多年的努力，露西的病症已經減輕到可以出去工作了，但彼時，她的妄想和偏執的情況，仍然不時出現。

　　我參考了露西的體重狀況，**決定 1 天讓她攝取亞麻仁油 3 大湯匙，每餐飯後就服用 1 大湯匙。持續了 4 天，露西告訴我，她的疲憊感消失無蹤，情緒也開始變好，她嘗試打掃家裡**，並且重拾園藝和其他休閒娛樂。

　　由於露西覺得服用亞麻仁油能讓情緒變好，因此擅自將亞麻仁油的劑量提高至 9 大湯匙。儘管這使她的精神分裂症完全消失，卻產生她生平第一次過度亢奮情緒，這些，當她停止服用亞麻仁油之後就消失了。她的主治醫生因而確診，露西罹患的並不是**精神分裂症**，而是**躁鬱症**。隨著鋰和抗憂鬱藥物處方的幫助，實驗結束之時，露西已經能回歸正常的日常生活。

　　一位 43 歲的家庭主婦海爾妲，有 6 年的時光飽受憂鬱症所苦。儘管她的憂鬱症可以倚靠鋰控制，但仍然備受強烈的暴力、兇殘等精神念頭的困擾。而海爾妲也有關節、肌肉疼痛、大腸激躁症、肌膚乾燥、結痂的身體問題。

　　海爾妲自參與實驗之後，每天補充亞麻仁油 3 大湯匙，同時根據醫生指示，持續服用鋰和甲狀腺的精神藥物，幾星期後，她內心感到前所未有的平靜，這是自從她罹患精神疾患之後，就再也沒有的感覺。她的疼痛開始減輕，17 週以後，腦海中常蹦出的兇殘念頭也大幅減少了，服用亞麻仁油的第 4 個月，當我嘗試將亞麻仁油劑

量更改至 3 到 5 大湯匙，她突如其來的出現前所未有的亢奮症狀。

因此，我們決定將亞麻仁油降回 3 大湯匙的劑量；幾天之後，她的情緒就歸於穩定、平靜。這件事再次證明了，劑量控制是此計劃中最重要的。

時間來到第 7 個月，海爾妲的身心狀況都有了顯著的進步。這是她從有記憶以來，第一次，她的腸胃蠕動正常、肌膚光滑；冬季裡，手指也沒有龜裂或凍傷；多年來，由於長期服用鋰，並且缺乏必需脂肪酸，始終困擾她的經常性**口乾舌燥**也消失無蹤了。一直到實驗結束前，海爾妲的身心都處在十分穩定的狀態。

精神分裂症的實證案例

精神分裂症的病人，經常會出現古怪感覺和怪異妄想，大部分的日子裡，他們分不清幻想與現實，扭曲的日常影像和幻聽、幻覺，病人都以為是真實。

一位28歲的精神分裂症病患——瑞卡多，對於「控制」的狀態，有異常的偏執和妄想。例如，他擔心自己收看新聞報導的行為，將影響世界的局勢發展。

參與實驗前的 8 年時光，他都試圖透過定時服藥來控制自己的精神狀態，儘管如此，每每和別人相處，它還是感覺不舒服，仍然無法抑制他強烈的偏執感。每天晚上睡覺，他的大腦總是放映著大約 1 小時的「晚場電影」，這種幻想，已經嚴重干擾到他的睡眠品質，而且無法透過藥物控制。

瑞卡多參與實驗後，每天攝取 2 到 4 茶匙的亞麻仁油，幾個禮拜之後，他腦中的「晚場電影」終於停播了。持續幾個月的亞麻仁油實驗，讓他不再失眠或淺眠，也不容易倦怠，他偏執的妄想逐漸獲得控制。

儘管實驗結束後，他仍然需要倚靠服用藥物控制精神狀況，他的家人卻發現，瑞卡多變得比較放鬆，也比較能夠跟家人和同

伴相處。

實驗開始前不久，我曾要求瑞卡多增加亞麻仁油的攝取，從 2 至 4 茶匙到每天 6 到 8 茶匙。但是很快的，他告訴我高度的劑量讓他整個人很不舒服，腦子好像快要崩潰的運轉快速。由此可見，精神分裂症病患和情緒失調病患一樣，要小心控制亞麻仁油的補充劑量。

另一件有趣的發現，瑞卡多住在 Ω-3 脂肪酸的需求量較低的熱帶地區。我們在 Chapter 2 曾說明，寒帶地區的生物相比熱帶生物，需要更多的 Ω-3 脂肪酸維持細胞膜流動。

40 歲的精神分裂症病患黎歐納，她的症狀從 20 年前發病後，就再也沒好轉過。她感覺自己頭上被束著一根隱形的繩子，隨時隨地掌控著她的所有行為。和多數的精神疾患病人一樣，黎歐娜手部膚質相當粗糙，小腿也出現脫皮的現象，只能靠著每日用保溼乳液來改善皮膚乾燥的狀況。

由於黎歐娜有著重達 90 公斤的壯碩體型，評估過後，讓她每日服用 6 至 9 大湯匙的亞麻仁油。又因為黎歐娜所住的療養院無法改善用餐時的營養來源，我讓她額外補充了幾種維生素。

過了 2 個月，黎歐娜開始向別人炫耀自己的**肌膚變得光滑美麗，手和腿的乾燥、結痂都消失無蹤了**！由於 4 個月過後，她的精神狀況並沒有明顯可測的變化，我讓她停止亞麻仁油的攝取。現在仔細想想，也許當時黎歐娜的精神狀況是有產生變化的，只是當時的我無法量測。幾個月之後，我再度造訪療養院，黎歐娜抓住我對我說：「拜託您，醫生！請再讓我吃那個神奇的油！它讓我頭上的繩子消失了！」

另外有兩位跟黎歐娜住在同一療養院的精神分裂症病患，他們的病情也和黎歐娜當時一樣，只有微小的改善或看不出改善。相比之下，之前提過的 9 位精神病患就比較幸運，幾乎都出現了恢復正常的跡象。這些病情的改善，很可能正是 Ω-3 脂肪酸的功勞。

　　所有病例中，最令人吃驚的，應該還是第一位加入實驗的黛比・爾林，所產生的變化！當時的黛比才剛滿 26 歲。她從 16 歲起就節食過度，罹患了精神分裂症。

　　這整整 10 年的時光，她只有 1 天中某些短暫的時刻會清醒過來，大多數時候仍然有幻覺和幻聽，同時伴隨著強迫症和暴力傾向。她接受過許多治療方法，即使傳統的療法都宣告失敗，黛比的父母仍然堅持不放棄地四處求醫。他們決定開始嘗試其他新興療法，包含：補充大量維生素、食物過敏原測試、洗腎，但完全沒有獲得穩定療效。

　　黛比的媽媽透過一篇我寫的文章找到。下面是一段黛比剛加入實驗時的記錄，描述了過程中，她自己的變化：

　　　　我得承認這個主意相當瘋狂，在我接受過的所有療法中，這方法是最蠢的。母親和我都十分懷疑它的療效。到頭來，這個醫生說不定只是個瘋狂科學家，強力推銷某種假藥而已。不管怎樣，我還是得試試他的法子，我對自己說：「喔！反正我也不會更慘了！」當我喝下 2 大湯匙的亞麻仁油，吞下維生素 E 的膠囊的 30 分鐘後，我感覺自己變平靜了。原本神經裡有蟲在爬，我的肌肉隨時處在顫動狀態，這些都獲得了明顯的改善。這時是 1980 年，當我持續服用亞麻仁油 1 星期之後，我從未有過這樣的感覺，這個困擾了我一整個 10 年的毛病，再也騷擾不了我了……我好像甩掉了精神分裂症！

　　補充亞麻仁油，對於黛比這樣的個案而言，剛開始就出現顯著的功效。當黛比的病症消失了 5 個月之後，我要求黛比降低亞麻仁油的劑量為 2 大湯匙，短短 2 天之內，她的精神異常就持續暴走了！

　　即使後續我們將亞麻仁油的補充量提高為 3 大湯匙，她仍然有失眠、注意力無法集中的問題，最後，我們將劑量又調回了原本的 4 大湯匙。當 8 個月之後，黛比將劑量調高為每天 5 大湯匙時，她又開始體會腦中思緒混亂、精神狀態不穩的現象。再一次的，我們

清楚瞭解到劑量的重要性。

黛比生理上也存在著許多文明病的症狀，比如：長期倦怠、便秘、大腸激躁症、失眠、畏寒、肌膚乾燥，和耳中出現響亮口哨聲的耳鳴現象。當她參與 Ω3 體質改造計劃之後，這些生理和心理的疾病都一併消失了。亞麻仁油，加上維生素、礦物質和纖維質（詳情請參閱 Chapter 11 和 Chapter 12），幫助她重拾健康。

經過整整 3 年的治療，儘管黛比已經不必再額外服用亞麻仁油，也不用再吃藥，但她遵循著 Ω3 體質改造計劃的初衷，均衡的攝取營養。當我和她再度連繫上時，她正準備去念大學，同時，也是某家精神療養院的正式護士。

改善精神健康的 Ω3 體質改造計劃

儘管本章節介紹了許多病症廣泛的案例，但都有一項共同的特點：補充 Ω-3 脂肪酸。

這對於 12 名精神病患來說，至少有 7 人因此增加了自我滿足感、改善行為和精神異常現象，同時，也減輕了大腸激躁症、關節炎、耳鳴和食物過敏等大多數的生理病症。由此可見，補充必需脂肪酸的好處，還包含內心平靜呢！

許多醫生肯定了我的實驗結果，他們同樣支持營養素與精神健康之間的關係。1950 年代，亞伯罕・賀弗（Abram Hoffer）和杭佛瑞・歐斯蒙（Humphry Osmond）醫生，率先採用補充營養素，輔以傳統藥物的方法，治療精神分裂症和其他精神疾病。不久之後，這種雙管齊下的療法，被稱作「細胞分子矯正療法」。

「**細胞分子矯正療法**」一詞是由萊納斯・鮑林醫生（Linus Pauling）於 1968 年提出的。鮑林醫生認為，多攝取維生素、礦物質和其他營養素等「好的分子」，體內的生物化學物質平衡，身體才能獲得健康。亞伯罕・賀弗和歐斯蒙醫生經過長時間的研究發現：細胞分子矯正療法，相比傳統的藥物療法，更能調節精神分裂症病患，腦中各種不平衡的化學物質，藉以減輕他們的病症。

　　當我的研究成果於 1980 年代初期發表之後，賀弗醫生和細胞分子矯正學派的醫生們，開始嘗試觀察病患 Ω-3 脂肪酸的補充成效。賀弗醫生追蹤了 **27 位長期精神病患至少 10 年**的時光，最後在 1995 年發表了研究報告，有 **18 位的病患幾近康復，能夠回歸正常社會；進步良好的有 3 位；些微進步的有 5 位；至於症狀完全沒有改善的，只有 1 位病患**而已。

　　賀弗醫生認為，細胞分子矯正療法，將成為精神治療方法中的主流，因為，相比傳統的精神治療方法，只有約 **5%**的人可以回歸一般社會；新興的細胞分子矯正療法，機率來得大多了。

　　試試 Chapter 11 和 Chapter 12 提起的 Ω3 體質改造計劃，嘗試擁有健康的身體和平靜的心吧。不過，要特別注意的是，有嚴重精神疾病的病患，必須細心控管藥物或亞麻仁油的攝取量，一定要和醫生充分討論過自己精神方面的問題，才可以進一步開始 Ω3 體質改造計劃。

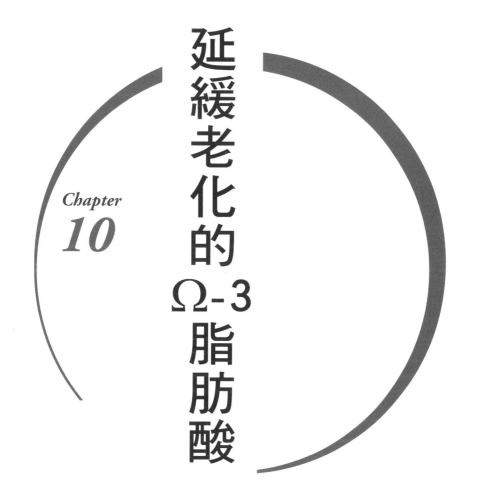

Chapter
10

延緩老化的 Ω-3 脂肪酸

不管是哪一種生命，終將走入終點、面臨死亡，人類生命的歷程，最後也不過回歸「生老病死」四個字。

包括人類在內的多細胞生物，生命的週期中總逃不出「老化」；然而，相比人類，多數的單細胞生物，比如細菌、酵母菌、原蟲或單細胞藻類，它們能夠毫無限制的繁殖，它們可以長長久久的生存，直到遇上意外、長期飢餓，或被動物吃掉，才會結束生命，從某種意義上來看，是屬於不會「老死」的生物。

本章節中，我們將介紹老化的原因、老化與營養素之間的關聯性，以及有效延緩老化的方法。

人類身上的自我修補基因

如果我們的身上，出現特別明顯的老化特徵，諸如白頭髮、老人斑、皺紋和反應遲緩等，往往是一件難以想像的可怕事情，因為這代表我們老了！

這些老化的外在表徵，其實正是反應體內細胞老了的身體變化，接著，由細胞組成的組織、器官、功能都跟著衰退。人，也就因此開始老化！

體內組織或器官的老化，很容易導致心血管疾病、關節炎、糖尿病等功能失調的疾患；除此之外，也很容易罹患癌症和肺炎等，即使年輕人會罹患的病症，往往老年人的病情卻比較嚴重，這是因為免疫系統衰退後，無法完全消滅突變的癌細胞，不容易抵抗細菌和病毒的緣故。

那麼究竟，為何細胞會發生老化現象呢？隨著年齡的增長，有害物質逐漸侵害細胞中攜帶遺傳訊息的基因，基因能夠引導蛋白合成，而這些蛋白，正是細胞和器官能否正常運作的重要關鍵。不論是從外界侵入人體的污染物或放射線；還是細胞自行生產的廢物和自由基，直接在人體內作亂，內外夾攻的狀態都將造成細胞內的基因遭到破壞，逐漸減少重要蛋白的生產。

自由基很容易掠奪細胞中的電子，進而傷害到細胞。在正常穩定的原子和分子四周，電子都是成雙成對的，由於不成對的電子狀態非常不穩定，為了使自己達到穩定狀態，會嘗試掠奪其他分子中的電子，導致細胞的損傷。

那些不會老死的單細胞生物，和容易衰老的我們，擁有同一種「修補基因」。修補基因能生產一種特殊的酵素，這種酵素像是細胞內的「免疫系統」，它會能夠偵測並修復基因損壞的部份，將損壞的基因取代或是銷毀；避免傷害細胞健康。

許多疾病都與基因損壞有關，比如說：**癌症**。正常細胞會被「**必需脂肪酸——前列腺素**」調節系統所控制（詳情請參閱 Chapter 2），然而一旦轉型成癌細胞，它就會**像單細胞般**，**無止盡的生長、分裂、擴散**，**癌細胞的複製行為將不再受到控制**。

老化的過程會破壞許多重要的蛋白，造成體內的「必需脂肪酸——前列腺素」調控系統失去作用。而調節系統需要許多蛋白的參與，才能發揮正 常的功能。也許這是為什麼，我發現，早衰症和著色性乾皮病兒童的病症，類似於「必需脂肪酸——前列腺素」調節系統異常的病患。

Ω3 體質改造計劃中的 44 名病人 ，有幾個人還很年輕，甚至不到中年，就出現了提早老化的狀況現象。攝取充足的 Ω-3 脂肪酸之後，他們乾粗的皮膚、蠟黃膚色、老人斑、青光眼和關節炎等症狀，都有了顯著的改善。1980 年以後，越來越多的證據顯示：補充 Ω-3 脂肪酸，甚至可以降低罹患 心臟病和癌症的機率。

過量 Ω-6 脂肪酸，導致提早老化發生

目前的科學界一致認同，細胞老化的主要原因，源自於損毀的基因修復系統。有鑑於此，許多科學家都致力於尋找各種加速老化過程的基因，例如：酵素或食物。目前可以確定的是，加速老化的頭號殺手是：過多糖分、飽和脂肪酸和反式脂肪。

另外，有些科學家的研究也顯示，纖維質攝取量不足會對人體

產生的不良反應；也有科學家認為，體內的自由基會加速老化作用；另外一部份的科學家則是相信，過量的 Ω-6 脂肪酸，過少的 Ω-3 脂肪酸，將導致提早老化的發生。

我自己的假設是，上述的原因，都是破壞「必需脂肪酸——前列腺素」調節系統，造成細胞異常的元兇。

人體內，能夠利用 Ω-3 脂肪酸和 Ω-6 脂肪酸的酵素，會隨著老化的過程中漸漸被破壞，而我們都知道，許多老化過程中產生的疾病，往往和必需脂肪酸、前列腺素的失衡相關聯。

我認為，提早老化是一種疾病，只要嘗試維持必需脂肪酸和前列腺素平衡，使用這個處方簽，就能夠避免提早老化發生，甚至進一步減緩正常老化的速度！

由於人類的潛在壽命（約 110 年）過長，利用人類作為研究對象不太實際，我們只能從動物實驗中，獲得一些線索。例如：當老鼠補充了抗氧化物之後，老鼠的壽命將會增加。這些像是**硒**或**維生素 E** 的抗氧化物，在老鼠和人體內都有同樣的效果，能夠確保組織中的必需脂肪酸，不受到自由基的破壞。

另一項實驗，是嘗試讓老鼠補充富含 Ω-3 脂肪酸和 EPA 的魚油，老鼠的壽命也會延長。還有一項實驗，帶了點趣味性，讓老鼠維持在**半飢餓的狀態**，同時攝取所有的必需營養素，實驗結果顯示，這些老鼠的**壽命**，竟然能**多過其他老鼠 1.5 倍**！

半飢餓的情況下，能夠刺激生物產生一種重要的酵素，這種酵素剛好能夠，幫助人體利用必需脂肪酸，這種酵素很容易在老化過程中就失去活性。不過，比起延長壽命但卻隨時飢餓，我想，大多數人還是比較願意吃得飽一點。

營養不良也可能導致老化狀況，這種營養不良症又可再區分為兩種：飲食型營養不良症，和代謝型營養不良症。飲食型營養不良症的病人，不良的飲食習慣造成營養素缺乏，導致病人血液中營養素的濃度低於正常人；代謝型營養不良的病患，飲食中通常不缺營

養素，營養素在血液中的濃度也很正常，然而這些患者的體內某些**酵素異常，使得身體無法吸收、利用營養素。**

隨著年齡增加，人體內營養素的吸收能力逐漸下滑，罹患代謝型營養不良症的機率也越大。現代化的精製飲食，營養素含量很少，也更容易罹患飲食型營養不良症。我們不容易攝取足夠的營養素，也越來越不容易利用這些營養素，現代人正面臨這兩個因子交互作用的雙重危機！

更嚴重的是，這兩種營養不良症狀的交叉影響，會彼此增強病情狀態，導致嚴重的營養不良症。

當我們每日攝取的熱量低於 1500 大卡，想要透過飲食攝取充足營養素，實在是一件比登天還難的事。上了年紀的人，體內生化反應的速率降低，對熱量的需求也大幅降低。因此，一旦現代人有了點年紀，就非常容易罹患這種營養不良症。

不論是食物中的營養素不足；亦或是身體無法吸收，兩種營養不良症都需要補充營養素。營養素的補充，不僅能夠補足食物營養素，還能夠提供大量讓身體吸收的營養素，減少吸收不良所造成的病症。

逆齡的方法

我們都希望時光不要讓歲月留下足跡，為了抹去歲月的痕跡，很多人花費了寶貴的時間和大把的鈔票。但事實上，不需要花費大額金錢，也不會浪費很多時間，只要以下幾點，就能夠幫助各位對抗老化：

◇ Ω-3 脂肪酸攝取充足。每週至少有 1 天吃魚，中年人可以直接補充富含 EPA 和 DHA 等 Ω-3 脂肪酸多元不飽和脂肪酸的魚油膠囊，輔以足量的亞麻仁油。有關 Ω3 體質改造計劃的補充方法，在 Chapter 11 和 Chapter 12 將有詳細說明。

◇ 每天攝取多種維生素、礦物質。維生素和礦物質包含了 β-

胡蘿蔔素，**維生素 C**、**維生素 E** 和**硒**等抗氧化物。這些重要補充的營養素，將在 Chapter 11 詳細說明。

◇ 纖維質攝取充足。大量纖維質的攝取，能夠減少便秘，排除體內多餘的膽固醇（詳情請參閱 Chapter 3）。三餐飯前，可以先來一道含纖維質的開胃菜。另外，也可同時攝取亞麻仁油或亞麻仁粉，必需脂肪酸和木酚素等抗癌纖維質。

◇ 符合健康狀況的有氧運動。例如：健行、慢跑和騎腳踏車，這些都能維持身體狀態、加強心肺功能。

除了以上四點，大約每 3 週左右，可以嘗試變換一下飲食中蛋白質、醣類和脂肪的比例，找出最適合自己的食物並且記錄自己對食物改變的反應。開完刀或積勞成疾的病人，可以透過高蛋白質的飲食來補充體力。

但要特別注意，**罹患肝臟或腎臟疾病的人，高蛋白質的食物反而會加重肝臟和腎臟的負擔**。

拋開年齡枷鎖

原始社會中的長者，背負傳遞人類文明，延續部落歷史、戒律，傳遞給下一代的重擔。而現代社會的長者，除了讓家中的下一代瞭解過去的歷史，世代傳承，還要透過教書、寫作、參與表演、擔任義工，扮演公共政策的催生者和執行者角色，同時更積極地為這個社會，多盡一份心力。

要記住，現代人絕對不是因為拉皮而活得更久、更年輕！

那麼，我們可以長生不老嗎？目前看來，在短時間的未來，是無法達成的。儘管我們知道，不死基因可以維持人體的正常功能，產生基因修復系統，但人體每天上演著幾百億的細胞分裂與死亡，每一次分裂，都會造成某些渺小的誤差，即使修復系統再厲害，也無法糾出所有的基因錯誤。更別提我們環境及飲食中的輻射汙染、化學或生物物質（包含細菌、病毒等）對細胞產生的傷害。

即使我們已經發現，透過基因工程，能使我們的身體長生不死，但擁有健康的身體樣態，才是無價之寶！我們將透過 Chapter 11 和 Chapter 12 中的 Ω3 體質改造計劃，告訴你維持健康的最好方法。

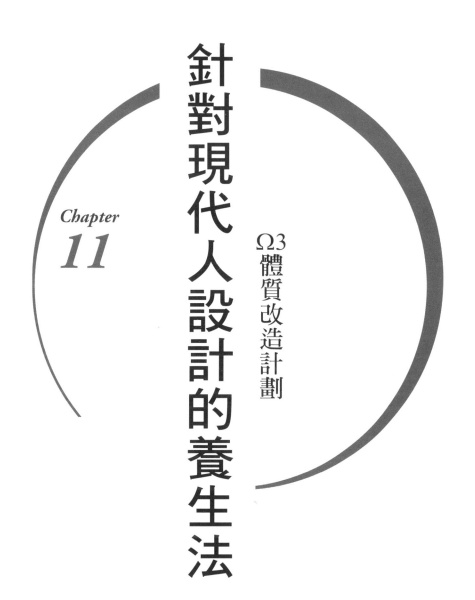

Chapter
11

針對現代人設計的養生法

Ω3體質改造計劃

Ω3 體質改造計劃的目的，是為了讓人體能夠攝取足夠的 Ω-3 脂肪酸，只要有充足的必需脂肪酸，就能讓其他營養素發揮應有的功能，達到健康的維繫，是一個專為人體所設計的體質改造計劃。

只要是有現代化飲食習慣的人，都能夠適用這份 Ω3 體質改造計劃。現代大多數的慢性病，比如動脈硬化、糖尿病，都是由於長期積累所形成，因此即使現在的健康狀況良好，也千萬不能輕忽大意，不見得代表真正的健康。假如原本的健康狀況就不佳，則更需要靠著 Ω-3 脂肪酸，找回健康。

本章節中，我將介紹 Ω3 體質改造計劃的前兩階段，等到 Chapter 12 將再介紹後兩階段。如果身體狀況不佳，或是孕中婦女，執行計劃前請一定要請醫生或營養師評估，才能開始執行 Ω3 體質改造計劃。

第一階段：
Ω-3 脂肪酸的補充量，奠基於適當的油品選擇

了解如何挑選合適的好油，購買以及保存油類的方法。除此之外，我也會進一步介紹，如何決定適合自己的劑量。

▲ 選擇富含 Ω-3 脂肪酸的好油做為主要食用油

現代人的飲食之中，吃進過多的 Ω-6 脂肪酸，卻極少攝取到 Ω-3 脂肪酸，這兩種脂肪酸的攝取極度不平衡。經由 Chapter 2，我們已知，南方溫暖地區的動植物，內含大量 Ω-6 脂肪酸；而北方寒冷地區的動植物，內部則是 Ω-3 脂肪酸的含量高出許多。

我建議各位多食用**北方或南半球遠離赤道的有機黃金亞麻仁油**，佐以胡桃油和玄米油等天然植物油。其他諸如玉米油、棉花籽油、橄欖油、芝麻油、花生油和紅花籽油，這些屬於南方氣候的植物油中，Ω-6 含量極高，Ω-3 脂肪酸的含量卻都很低，則應避免食用（參考書後彩色拉頁「常見食用油之脂肪酸分類含量表」）。

亞麻仁油是補充 Ω-3 脂肪酸最好的選擇，不僅沒有難以忍受的

臭味、價格平實且安全，Ω-3 脂肪酸的含量也高出一般油品許多，最重要的一件事，亞麻仁油非常有效！

自古埃及時代至今幾千年來，天然的亞麻仁油一直被作為食用油使用，沒有太大安全顧慮。直到去年為止，亞麻仁油的購買量，可是僅次於魚肝油的地位呢！

如果想從日常飲食中攝取 Ω-3 脂肪酸，鯖魚、鮭魚等魚類，都是容易買到的 Ω-3 脂肪酸補充食物來源。

另一個需要格外注意的是，計劃中使用的各類油品，最好都經冷壓製成。將整個製作油品的過程，溫度控制在攝氏 43 度以下，降低高溫對於不飽和脂肪酸的破壞。大多數的保健食品商店，都是販賣低溫壓榨、未經精製過程的亞麻仁油，這些油類才能完整保留必須營養素。

選購亞麻仁油時還有幾點需要特別注意：密封在暗褐色玻璃內的油品保存狀態最好；檢查商標是否完整無缺；不要買到氫化油品；買回來以後，需要確定是否腐敗，可以靠聞一聞、嚐一嚐來判斷。假如吃起來有生堅果味道，帶了輕微魚腥味，表示油品的狀況新鮮。

另外，購買時最好選擇小包裝（300 毫升以內），而且開封後幾個星期內就要用完，才能避免油品腐敗。由於這些油類多含有大量 Ω-3 脂肪酸，開封後，最好放入冰箱保存，否則也會很快腐壞。假如屬於膠囊類的油品，也可以選擇放進冰箱，**100％高純度亞麻仁油即使冷藏與冷凍都不用擔心凝固問題，還能夠保鮮更久。**

有些人或許會擔心亞麻仁油不容易保存，腐敗速度過快。不管是實驗室經驗，或是我的同事、病人、朋友們和我自己本身的經驗，都知道這樣的擔心是多餘的。請注意，亞麻仁油的食用歷史，從古埃及時代以來可是存在了數千年之久呢。

聽到這裡，許多人心中會冒出一個疑惑：為什麼選擇植物油，而不補充魚油或是其他植物油呢？既然含有 Ω-3 脂肪酸的油品這麼多種，選擇其他種類油品不好嗎？這個問題的答案是：

亞麻仁油含有一種人體無法自行合成的 ALA（α-Linolenic acid，Ω-3 脂肪酸）物質，它是一種短鏈的 Ω-3 脂肪酸，人體能夠透過 ALA（α-Linolenic acid，Ω-3 脂肪酸），魚油中富含的是 EPA 和 DHA。另外一個原因是，我們已經知道，亞麻仁油很安全，魚油在使用上則有所限制。【編審註】

▲ 清理廚房內的不當油品

現在將正式踏入 Ω3 體質改造計劃的領域。實行 Ω3 體質改造計劃的首要之務，廚房裡只留下亞麻仁油、玄米油、胡桃油、椰子油等油品，把不屬於這些油類的東西，全部丟進垃圾桶，包括：沙拉油、固態的氫化豬油和人工奶油，好好的將冰箱廚房清理打掃一番。

這幾樣人工處理過的油品，會侵害人體細胞膜（自由基）、干擾好的脂肪酸運作的問題，裡面內含危險的反脂肪酸，食用後將傷害我們的健康（詳情請參閱 Chapter 2）。

▲ 找出個人化的食用劑量

由於個人健康狀況和需求量的差異，在這個計劃中，是不可能有一個同樣大小的補充劑量。我自己也曾想過，如果這個實驗中，能有一個完美的劑量，適用於所有人，那該有多好啊！

編審註

若要從深層魚類中攝取 Ω3，則需留意魚油、魚肉是否含有重金屬污染，由於魚油中的 Ω3 已直接轉化成 EPA 和 DHA 的型態，無需經由肝臟做合成轉換，適合肝功能不佳，或基因上無法自行合成轉化 Ω3 成為 EPA 與 DHA 的人使用。

美國心臟學會建議的每天魚油的攝取量是 1 克，若要加量需以體重做標準，而且魚油應以魚身為來源，不要來自肝臟，雖然深海魚類肝臟中有許多 Ω3，但同時也含有高濃度維他命 A，如此高濃度的維他命 A 對身體是有害的。美國健康部也警告，每日魚油攝取量超過 3 克或以上，將增加出血的危險性，大量攝取則會增加出血性腦中風的危險。魚油脂肪含有較多的 EPA，為了防止脂肪流失，最好是吃生魚片，再者，若是用煮或輕火慢烤的方式，大約會流失 20% 的 EPA，所以煮魚湯連湯汁一起喝比燒烤佳。最差的料理方式是油炸，大約會流失 50 ～ 60% 的 EPA。

但是，這完全是不可能的。就連不同油品種類，都會擁有不同功效，因此我們必須親自實驗，確認個人專屬的合適劑量。

我強烈建議，新手可以先從嘗試補充有機黃金亞麻仁油開始。

如果身體狀況看起來，並沒有顯著缺乏 Ω-3 脂肪酸，我建議，每日可攝取約 1 至 2 茶匙的亞麻仁油；在沒有分子矯正專業的協助下，有明顯缺乏情況的人，也必須先從低劑量的亞麻仁油開始，再隨著時間緩慢增加，直到找出適合自己的劑量，可能得花上幾個月的時間才安全。

Ω3 體質改造計劃的結果（詳情請參閱 Chapter 4），讓我能整理出這樣一份劑量供參，補充量如果過少，將無法達到實際效果：

體重	90 公斤	80 公斤	70 公斤	60 公斤	50 公斤
大約劑量	3～4 大湯匙 40～90 毫升	3 大湯匙 40～80 毫升	2～3 大湯匙 35～70 毫升	1～2 大湯匙 30～60 毫升	1 大湯匙 25～50 毫升

Ω-3 脂肪酸奇蹟──臨床療癒實證

服用過量營養素，將導致副作用

但凡有益的東西，即便是營養素，只要過量攝取都可能產生反效果，補充任何營養素，都需要因應個人體質需求，一旦攝取超出身體所能吸收處理的極限，反而會產生不好的結果。各種營養素之間，交互作用的互動，導致同一時間，過猶不及補充多種營養素，反而會產生不了效果。原本適量可以治癒的疾病，在過量補充之後，反而無法達到改善體質的目的。

　　因此，在沒有分子矯正專業的協助下我的建議依舊是，先**從低劑量的亞麻仁油開始補充，並開始攝取維生素及礦物質**，接著，慢慢調高劑量，一次僅多加入一種維生素攝取量。在劑量調高過程中，必須隨時記錄自己身體的反應，一旦產生任何不對勁的感覺，必須立刻減低劑量或停止服用，停用幾天後，再從低劑量重新開始。

　　什麼才叫作服用過量？每日觀察自己的情緒反應、、肌膚狀況以及注意力是否集中等狀態。**如果本身就屬於乾燥皮膚，持續服用幾個禮拜的時間，皮膚將變得柔軟光滑，可以以這樣的狀態作為劑量指標**，同時，也適時補充一些其他營養素。以3天為一個時程，每個時程結束，就將亞麻仁油攝取量調高一些，如果出現脹氣、腹瀉、頭昏、頭痛、精神萎靡或肌肉痠痛等不舒服的症，就得再度調低劑量。

　　不過，即使出現這些狀態，也不須過度擔心，基本上，**相對藥物，亞麻仁油對人體的安全性要高多了**，想要出現中毒徵兆，還得至少吃進超乎身體所需 10 倍的劑量，才有可能發生。我還是建議各位，除非你是慢性病患者已經和分子矯正專業醫師討論過，有高劑量的服用需求，不然，服用量盡量不要超出 Ω3 體質改造計劃的範圍。

　　最後有幾項，是需要牢牢記住的。維生素 B_3 缺乏症，往往來自於攝取過多的亞麻仁油。另外，每日假如服用超過 50000 國際單位的維生素 D，持續好幾個月，將出現暈眩、腹瀉、噁心、疲倦和腎結石等病徵。服用過多鐵、銅、鋅，也容易阻礙到其他礦物質吸收。

　　其實，只要小心服用，這些營養素很少出現副作用，即使出現，也只需停用或減少劑量一陣子，就能恢復健康身軀。藥物造成的副作用，往往要比營養素的副作用更不易治療，也嚴重得多了。

　　參與 Ω3 體質改造計劃的多數病人，在剛開始的幾個月，亞麻仁油的攝取量固定為 1 日。經過許多調整、實驗，不斷嘗試觀察，才終於找到最佳劑量。想要嘗試 Ω3 體質改造計劃的你們，只要詳實記錄下自己狀態，每隔幾天增加一些些建議攝取量，很快地，會找出適合個人的補充量。

　　假如您有油品過敏或敏感的困擾，可以從每日攝取 5cc，每 4 天增加 1 茶匙，千萬別一下子攝取過多。Ω3 體質改造計劃需要花一些時間找尋，最適合個人的劑量，不能因為不明顯的療效，就任意提高劑量。假如劑量增加，造成任何不良反應，絕對須立刻停用。

　　如果有體重增加的困擾，可以減少其他食物的熱量攝取，另一部分的人食慾減低則為合理正常的表現，我們提供你一個明確的熱量方向，1 匙的亞麻仁油，約含有 100 大卡熱量。

　　Ω3 體質改造計劃中參與過的病人都知道：要出現療效，需要足夠的亞麻仁油攝取量，例如：持續幾週或幾個月，1 日攝取亞麻仁油 1 茶匙，可能都沒辦法產生明顯療效；假若將劑量提高為 2 茶匙，短短幾週過去，可能將出現顯著功能。

　　有很多種食用亞麻仁油的方式，你可以單獨服用；加進湯汁或液體食物、飲料中；甚至能拿來作為沙拉醬食用。補充時，1 日裡，最好將劑量分成好幾份，三餐分食，不要單獨一次性吃完。

　　由於**大豆卵磷脂**有乳化脂肪的功能，同時服用 **5 ~ 10 克**的大豆卵磷脂，可以幫助改善膽囊或消化道的病症，並協助亞麻仁油的吸收。

第二階段：
維生素、礦物質和纖維質，協同作用因子的補充

　　不僅 Ω-3 脂肪酸，現代飲食內缺乏的營養素，尚包含了維生素、礦物質和纖維素。這些營養素留存在體內，交互形成密切的互動關係。有些酵素能夠將**必需脂肪酸轉變成前列腺素**，但想要順利進行，卻需要倚靠**維生素 B 群**和**礦物質**的協助。

成為身體組織一部份的不飽和脂肪酸，可能被自由基破壞，產生氧化，此時，抗氧化維生素和礦物質能夠維持它們的正常功能，保護這些不飽和脂肪酸。而纖維質和必需脂肪酸則能夠透過共同作用，降低血膽固醇的濃度。

想要達到 Ω3 體質改造計劃的最大效益，必須同時讓這些營養素都維持充足的狀態。除了必須攝取所有缺乏的營養素，還得減少食用白麵粉、精製糖、氫化脂肪酸，和反脂肪酸等營養耗損物質的攝取。

我曾經於 Chapter 3 提到，必須雙管齊下的攝取各類營養素，同時減少營養耗損物質，才能真正達到健康狀態，因為體內的營養耗損物質，也是干擾、抑制營養素功能的其中一個元凶。

有些人喜歡延後第二階段的進行，嘗試多花一點時間微調亞麻仁油的劑量。不過，我認為，開始第一階段的 3 至 4 週內，執行第二階段計劃是最合宜的。同時進行第一和第二階段的 Ω3 體質改造計劃，能夠立即見效，因為這些營養素往往交互作用過後，能夠增強彼此的功能。比較需要注意的是，營養素的補充必須找出個人最適劑量，過猶不及補充會造成反效果。

▲ 協同因子之一──維生素

維生素的維生素 A、維生素 B 群、維生素 C 和維生素 E 等，都是重要的協同因子。

＊維生素 A

☆**原因與本質**：維生素 A 屬於一種抗氧化物，可以和**維生素 C、E 和礦物質硒**共同交互作用，保護必需脂肪酸，想要維繫皮膚、黏膜、眼睛、牙齒、齒齦和性腺的健康，就得攝取足夠的維生素 A。因為皮膚乾燥、脫皮、視力衰退，都是由於缺乏維生素 A 的緣故。

除此之外，許多動物實驗都證實，容易罹患肺癌和胃腸癌的實驗動物，通常都有維生素 A 不足的問題。

☆來源與建議量：人體可從兩方面來獲取維生素 A：第一，從食用動物的肝臟和雞蛋，直接攝取維生素 A；第二，從植物中攝取**維生素 A 的前驅物──「β- 胡蘿蔔素」，轉換為維生素 A。**

截至目前為止，沒有人因大量攝取植物中的 β- 胡蘿蔔素，產生過量中毒的情形，但是，服用魚肝油很容易攝取過量，造成維生素 A 中毒。

因此，每日攝取的魚肝油劑量，通常以 1 茶匙為限。常吃胡蘿蔔、橘子等深色蔬菜或水果的人，或許會發現自己的皮膚變得蠟黃，這是由於蔬果內含有大量 β- 胡蘿蔔素的緣故。因此，每日 β- 胡蘿蔔素的攝取量約 10000 國際單位，以 20000 國際單位為限，尤其那些正高劑量補充亞麻仁油的人，特別需要留意。

直接補充維生素 A 時，往往也需注意攝取量。每日如果攝取 25000 至 50000 國際單位的維生素 A，頭痛、暈眩、反胃、關節疼痛、腹瀉和皮膚等問題將一一找上門，幾個月內將出現中毒反應。如果正準備懷孕，或是孕中婦女，每日維生素 A 的攝取量，以 8000 國際單位為限。

＊維生素 B 群

☆原因與本質：Ω-3 脂肪酸必須倚靠維生素 B 群來增強。即使缺乏 Ω-3 脂肪酸造成病症，症狀也會因補充維生素 B 群而減輕，這是由於維生素 B 群能夠使 Ω-3 脂肪酸在體內發揮最大功效的關係。

因此，補充維生素 B 群時，必須降低亞麻仁油的攝取，才不會產生副作用。**維生素 B_6 與體內前列腺素有非常密切的合成關係。**人體缺乏 Ω-3 脂肪酸出現的症狀，諸如**關節炎、經前不適**和**心臟病**等，**透過補充大量維生素 B_6 劑量，將可獲得減輕。**

☆來源與建議量：**表 11.1** 為幾種重要維生素 B 的名稱和建議劑量，可供參考。從低而高的增加劑量，直到覺得本身病症緩解，可以再漸漸減少劑量，找出最有效益的劑量數字。這幾種重要的維生素都已經獲得證實，是很安全的營養素，即使長時間服用高劑量，也不會

產生副作用。不過，假若真的感到不舒服，還是應立刻停止服用。

富含維生素 B 群的食物，計有：酵母、小麥胚芽、肝臟、豆莢、牛奶、堅果、種子、雞蛋和魚肉。

表 11.1：維生素 B 群的建議劑量

名稱	RDA	建議攝取量
維生素 B1 ─硫胺維素	1.5 毫克	5 ～ 6 毫克
B2 ─核醣黃素維生素	1.7 毫克	5 ～ 7 毫克
B3 ─菸鹼酸	19 毫克	50 ～ 100 毫克
維生素 B5 ─泛酸維素	7 毫克	25 ～ 50 毫克
B6 維生素	2 毫克	6 ～ 8 毫克
B12 ─氰鈷維生素維素	2 微克	25 ～ 50 微克
H ─生物素	0.1 毫克	0.2 ～ 0.5 毫克

＊「毫克」是一千分之一克
＊「微克」是百萬分之一克
＊ 許多人服用 50 到 200 毫克的菸鹼酸，會出現「菸鹼酸熱潮紅」的症狀，包括臉部和耳朵，都將出現幾分鐘刺痛、發紅、發熱的肌膚現象。

＊維生素 C

☆原因與本質：維生素 C 屬於抗氧化物，可以保護人體，避免體內組織受到傷害。維生素 C 的補充劑量，當代尚有很多爭議，RDA 建議補充量維成人每日 60 毫克；但有些科學家表示，補充大量補充維生素 C，對於癌症、感冒、肝炎和其他病毒感染的疾病都有顯著功效；也有另一派的學者認為，維生素 C 能夠降低血膽固

醇的數值【編審註】。

☆來源和建議量：腎臟沒有毛病的正常人，維生素 C 的攝取量，可以從每日攝取 500 毫克開始，逐漸增加為每日 1 至 2 克，超過這個範圍的維生素 C 攝取，可能會產生腹脹、腹瀉的症狀。有零星個案顯示，腎臟和膀胱結石的原因，是服用維生素 C 過量，然而，此時可以靠著適量補充維生素 B6 和鎂來加以解決。

富含維生素 C 的食物，計有：花椰菜、球芽甘藍、西洋山菜、芥藍菜、甜椒、甘藍菜、花莖甘藍、菠菜、香蔥和草莓等。

＊維生素 E

☆原因與本質：1996 年，英國劍橋大學曾經發表過一個實驗成果：研究人員耗費兩年的時光，讓實驗中的 2000 位心臟病患者，服用 400 至 800 國際單位不等的高劑量維生素 E，最後發現，病患們心臟病發作的次數，都減少了許多。

維生素 E，也屬於能保護體內必需脂肪酸的抗氧化物。攝取越多 Ω-3 脂肪酸，體內不飽和脂肪酸的含量就越高，為了避免這些脂肪酸氧化腐壞，身體就需要更多的抗氧化物來守衛。

如果輔以維生素 @ 和其他抗氧化物，比如：**β- 胡蘿蔔素、維生素 A、C 和硒，能讓彼此產生增強的交互作用，發揮最大保護力。**

☆來源與建議量：我建議，維生素 E 每日的攝取量，約 50 至 250 國際單位即可。即使長時間攝取 800 以上國際單位的高劑量維生素 E，大多數實驗案例都證明，仍然不會有安全的疑慮。

有一個特例是一位醫生發現，自己的一位病患，長期服用高劑量維生素 E，結果心臟仍出現血液凝結的狀況，這通常也是相當罕

編審註

由於 LDL 的上升多源自於血管發炎損傷（參閱 Chapter 5），因此維生素 C 可以明顯讓 CRP 指數下降，讓血管壁發炎及牙周病（口腔型的壞血病）的程度減少，進而達到降 LDL 的效果。

見的特例。

富含維生素 E 的食物，計有：小麥胚芽、麥片、酪梨、深色葉菜類、漿果和馬鈴薯等。大量的維生素 E，也出現在含有不飽和脂肪酸的種子和堅果類身上。

▲ 協同因子之二——礦物質

礦物質有相當多種類，這次我們將介紹兩個主要的協同因子——**鈣和硒**，其餘礦物質則一併統歸於「其他的微量礦物質」中。

＊鈣質

☆原因與本質：鈣和身體內許多重要功能有關，屬於體內含量最高的礦物質。骨骼與牙齒的硬度倚靠鈣質保護，而體內缺鈣的狀況，很容易引起骨質疏鬆症。

當鈣質和其他體內的鈉、鉀、鎂、磷等礦物質，達到完美平衡，就能夠調節心肌和肌肉的收縮頻率。除此之外，還有穩定自律神經與神經傳導功能的作用。

☆來源與建議量：人體對於鈣質的吸收，大約只佔每日攝取的30％。日常生活中，有幾種因子會影響人體鈣質的吸收，例如：鎂的攝取，在日常飲食中攝取不足；喝太多的茶和咖啡；人體蛋白質消耗過多或瀉藥的使用等。

成人每日鈣質的攝取量應該為 11 克，這個劑量不容易單純靠複合礦物質藥丸取得，需要額外補充。鈣的化合物中，人體最容易吸收的鈣鹽是檸檬酸鈣；而鈣質的食物來源，包含：鮭魚、沙丁魚，和大頭菜等**深綠色蔬菜**，以及優格等食物。

＊硒

☆原因與本質：**硒**在人體內存在的含量，相比其他礦物質其實不高，卻可以**保護細胞膜內的不飽和脂肪酸**。另外，由於加拿大和美國區域中的泥土缺乏硒礦，這片土地上生長出的植物也都不含有硒。

☆來源與建議量：RDA 硒的每日建議量，應為 50 到 200 微克攝取量以我自己的角度，每人的劑量需求和耐受度都不同，應該選擇最適合自己的最佳劑量，人體易於吸收的硒化合物，約只需 5 至 25 微克攝取量即可。

濕疹與神經方面問題，往往出現在每日攝取超過 500 微克的硒化合物，此時，就連呼吸也會出現蒜頭味【編審註】。

硒的良好食物來源為：魚貝類或動物的肉、內臟（尤其肝臟）等。

＊其他微量礦物質

☆原因與本質：銅、鋅和鎂等礦物質，人體的需求量很少，只要攝取一點點，就能夠成為重要抗氧化物。（蛋白質食物內含的甲硫胺酸和胱胺酸，也是良好的抗營養劑）

☆來源與建議量：這些微量礦物質，人體的需求很低，只要極低劑量就能發揮良好功效。不過，中毒的劑量，也只需要比需求量多上一點，就可能發生。

除此之外，當單一種礦物質攝取量過高，也可能干擾其他礦物質在體內的吸收，例如：如果銅超過每日 20 毫克的攝取量，鋅在人體的吸收就會被干擾。因此，補充礦物質，必須特別注意劑量和補充是否均衡的問題。

銅包含在幾乎所有的食物中；海產、肉類、全麥和豆莢，含有豐富的鋅；鎂則富含堅果、種子、全麥和酪梨。

編審註

近年來，硒的補充皆強調胺基酸螯合型式，即「蛋白胺酸硒」（Selenomethione），為易於人體利用之型式，因此呼吸時不會出現「蒜頭味」的情形。

▲ 協同因子之三──纖維質

纖維質能帶給人體很大的健康,祖先們食用的纖維質含量,比現代飲食要高出許多;現代精緻的飲食習慣,讓許多 Ω-3 脂肪酸和纖維質,都流失在食物的製作過程中。現代人平均一天僅能攝取到 10 克纖維質,相比建議攝取量的 25 至 35 克,低出非常多。

儘管纖維質並未獲得正式認定,許多保健學者仍認為,纖維質是人體內的必需營養素,缺乏纖維質將導致嚴重疾病的產生。

有關 「優脂低碳高纖食譜 」,請參閱本書後方附註食譜。

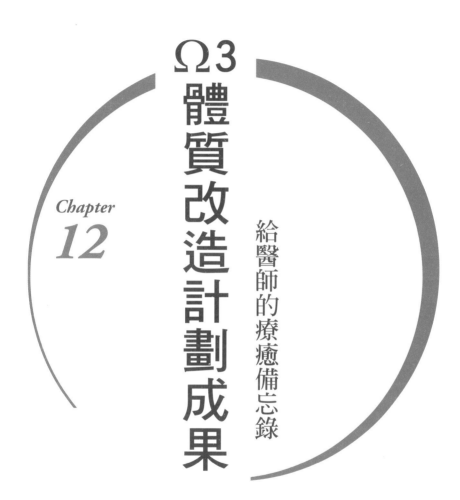

Chapter
12

Ω3
體質改造計劃成果

給醫師的療癒備忘錄

皮膚是「健康之窗」

皮膚正反應出我們的健康。足量的補充亞麻仁油，延緩肌膚乾燥，使皮膚更為滑嫩，增加頭髮光澤度，視力增強、身體健康，都能在短短的 3 至 4 週內，產生顯著的改變。

「脂漏性皮膚炎」，是一種缺乏 Ω-3 脂肪酸的皮膚病症，有這些症狀的人，往往由手至腳至身體，皮膚都會相當乾燥，但卻擁有油亮的前額、眉毛、頭皮和鼻子，過度的皮脂腺分泌，造成了這些油光和頭皮屑的產生。

Ω3 體質改造計劃本身，也能用來治療**脂漏性皮膚炎**，參與實驗的病患，持續補充 2 至 3 個月的適當劑量，手和腳的肌膚將轉為滑嫩；皮膚的結痂也會脫落，使他們的皮膚狀況有顯著的好轉。由此，我發現許多病人 Ω-3 脂肪酸的需求量，以及協同因子的缺乏種類，能夠透過他們的肌膚狀況來進行判定。

Ω3 體質改造計劃發生成效的時程

補充 Ω-3 脂肪酸的實驗，是我在 1980 年代早期所進行的實驗（詳情請參看 Chapter 4），以下表格，是根據患者病症的改善時間所製，根據每人症狀的不同，所費時間也容有差異。有些人光是克服過敏問題，就必須耗費不少時間；也有一些人甚至得持續補充 1 至 2 年，才能看出成效。個人體質的不同，效果出現的時間也無法保證。但通常，幾個月的時間之內，大部份的人都能獲得精神和身體病症的改善。

補充亞麻仁油的時程	病患反應
2 小時	不再感到憂鬱，心情平穩好轉
2～7 天	脫皮和結痂狀況消失，肌膚感到光滑
2～14 天	精神病患者的幻覺、焦慮感，雙雙減少
2～6 週	骨性關節炎一但改善，不但較易活動，疼痛感也隨之減輕；降低黏液囊炎及其他軟性組織的發炎現象；幻聽病患，減輕了耳中響音和其他噪音；頭皮屑以及皮膚乾燥的狀況都減少了
2～4 個月	不易獲得擦傷傷口，風濕性關節炎疼痛也減少；肌肉痙攣、咳嗽、夜晚抽筋和眼睛疲倦減輕了；皮膚發癢、變紅；膚色健康；光敏感度降低
3～6 個月	慢性感染傷口逐漸痊癒；不再對食物產生過敏現象；粗糙的上臂皮膚轉為平滑；增加對酒精、寒冷的忍受度；疲倦感減輕；內心平靜、洋溢幸福之感

不斷調整和維持最適當劑量

有時候，找到最適宜自己的補充劑量，對大部分的人來說，都不是一件容易的事。如果持續進行 Ω3 體質改造計劃，卻沒獲得健康的改善，可能必須考量以下三點：

◇ 亞麻仁油服用劑量過低——嘗試著增加亞麻仁油攝取量。

◇ 協同因子缺乏——試著增加多種維生素的劑量。

◇ 協同因子劑量過高，比如：過高的維生素 A 或維生素 B 群攝取。嘗試減少維生素的劑量。

還有許多造成 Ω3 體質改造計劃失效的原因，比如：**個人的特殊體質，無法將短鏈的 Ω-3 脂肪酸 ALA（α-Linolenic acid，Ω3 脂肪酸），轉換成長鏈的 EPA 和 DHA。此時，不能光補充亞麻仁油獲得營養，還必須補充富含 EPA 和 DHA 的魚油。**另外，有些無法正常吸收營養素的人，也會使 Ω3 體質改造計劃失效。

不管 Ω3 體質改造計劃無法發揮效用的原因為何，我強烈建議，各位可以尋求醫生或營養師的幫忙，請他們尋找原因，以及調整合適的劑量。

回到實驗上來，Ω3 體質改造計劃中的病人，補充亞麻仁油 3 個月後，都將被我要求花上幾個禮拜的時間，減少攝取至少一半劑量的亞麻仁油；其他飲食的脂肪量，也儘量降低到最低，協同因子的服用則維持不變。

等到病人沒有出現任何生理不適，此時，再降低一半劑量，直到身體出現健康問題前，再停下來。這樣的減量方式，是一個方便、安全最低劑量，又能同時保護健康的方式。

另一種減量方法，則是改服用米胚芽油（玄米油）或胡桃油等，Ω-3 脂肪酸較低的油品。

當亞麻仁油的攝取達到一定劑量後，試著降低維生素和礦物質的服用量，大約數天至 1 週就降低一半的劑量，同時記錄下身體狀況。幾個月後，病人們會再度減少亞麻仁油和協同因子的補充量。隨著健康情況好轉，營養物的需求量也逐漸下降。

在我的病人中，僅僅只有少數個案，2 年後仍需補充 3 大湯匙的亞麻仁油，大多數人 6 個月過後，需要營養素的補充量就會減少許多，同時保持身心的平衡。

如果正預備長期依照 Ω3 體質改造計劃，進行營養素補充時，一定要記得隨身體狀況逐度降低劑量（最好配合血液檢查來確認）。一開始服用的高劑量很高，並不適合長期服用，才能避免中毒現象（與藥物有相同情況）。

第四階段：Ω-3 脂肪酸和 Ω-6 脂肪酸的平衡

攝取平衡的脂肪酸比例，屬於最後一階段的 Ω3 體質改造計劃。挑選一個適合自己的脂肪酸比例。

▲ 脂漏性皮膚炎病患，使用亞麻仁油需小心

直接將亞麻仁油塗抹於患部，對於病人來說，也能收不錯的療效。一位患有**靜脈曲張問題的病人，在患部直接塗抹亞麻仁油，結果不僅減輕了疼痛，也恢復行走的功能。關節炎**和**濕疹**的舒緩，也可透過**直接塗抹亞麻仁油。**

不過，**脂漏性皮膚炎**的患者，**如果在肌膚上塗抹亞麻仁油，有時卻會導致過敏的現象。**因此如果使用亞麻仁油的外用法時，應該事先塗抹在一小塊皮膚上，靜置 48 小時，如果都沒有產生過敏等不良反應，就能夠嘗試使用。

假如服用了大量的必需脂肪酸，卻沒有攝取硒，這種保護必需脂肪酸的抗氧化物，耗盡體內儲存的硒將耗盡，造成嚴重缺乏現象。也就是說，如果沒有適度補充其他協同因子，只倚靠攝取必需脂肪酸，反而會造成差勁的健康狀態。因此，補充亞麻仁油或其他油品時，別忘了同時補充維生素和礦物質。

另外，服用過量的亞麻仁油服用，也需要特別注意身體病症。我自己在實驗中的經驗是：如果出現的精神問題與肌膚問題，能夠連結到大量的亞麻仁油攝取，可能就是服用過量所導致的。

只要將亞麻仁油的劑量緩慢減低，輔以其他協同因子協助，就能很快地恢復健康。

另一件必須要特別注意的事，是服用亞麻仁油服用過量產生的副作用。亞麻仁油和止痛藥（Ibuproten）、阿斯匹靈和腎上腺皮脂素，都會影響前列腺素的產生。

阿斯匹靈和止痛藥過量，易造成耳鳴、胃損傷和腎功能衰退。

亞麻仁油和維生素的服用過度，會產生耳鳴、肌肉酸痛等各種

問題。好在的是，亞麻仁油的必須超過有效劑量的 10 倍，才可能會產生中毒反應，**亞麻仁油的安全劑量範圍很高。**

沒有醫生處方，隨意買藥吃，很容易產生健康問題。本身就有服用藥物的人，要和醫師討論副作用的問題，或者記得翻閱《醫師的備忘錄》（Physicians' Desk Reference，PDR，一般實驗室都會有這本書），進行 Ω3 體質改造計劃時，如果出現藥物的副作用，先降低藥物服用量，記錄身體變化，假如遲遲未獲改善，再降低亞麻仁油的劑量。和魚油一起均衡使用。

減輕壓力與增加運動量

配合運動量增加及壓力減輕的活動，同時進行 Ω3 體質改造計劃。能夠讓運動獲得筋骨的舒緩，舒緩壓力；運動量過低，容易讓 Ω3 體質改造計劃效益大打折扣。

運動能幫助身體健康。例如：

◇ 強化心臟、肺臟和骨骼。

◇ 增進小腸功能。

◇ 活力充沛。

◇ 能夠協助維持美妙身材。

運動分成有氧、無氧兩大種類。像是舉重等無氧運動，能夠增加肌肉量；而例如打籃球、跑步、慢跑（室外慢跑或利用室內健身器材）或騎腳踏車等有氧運動，則能讓我們健康又長壽，增強人體製氧能力。我建議，每週進行 3 次、每次 30 分鐘的有氧運動。

如果身心有無法承受的壓力，可嘗試以下減壓方法：

◇ 做運動。

◇ 沉思冥想。無法單靠自己解決的問題，可轉而尋求他人的幫助。

◇ 找到喜歡的工作。硬逼自己作不喜歡的工作，反而會獲得非常龐大的壓力。

◇ 每日擁抱人一次。（建議 1 日中至少擁抱一次；RDA 建議 1
日兩次；假如每天擁抱三次以上，將具特殊療效喔！）

▲ **魚油怎麼吃才有效？**

很多人體質比較特殊，亞麻仁油所含的短鏈 ALA（α-Linolenic
acid，Ω3 脂肪酸），不易由體內轉換成長鏈的 EPA 和 DHA。此時，
就會特別需要魚油的補充。

魚油中，含有 EPA 和 DHA 等長鏈 Ω-3 脂肪酸，是亞麻仁油所
沒有的。

假如持續補充亞麻仁油幾個月，健康狀況僅止於少許進步，就
可以考慮多補充點魚油。

DHA 可以保持大腦、眼睛和性器官的健康：而人體則可以利
用 EPA 製成安定性前列腺素，維護細胞膜和心血管系統的健康。

當決定魚油攝取之後，先減少一半亞麻仁油的服用，增加補充
1／3 茶匙的魚油，適應後，再慢慢將魚油的補充量增加至 1／2
茶匙，每隔 1 週就緩慢微調魚油的補充量，直到找出合適的劑量。

魚肝油含有大量的維生素 A，攝取過量會堆積在脂肪組織中，
危害人體健康。如果服用魚肝油，絕對不要超過每天 1 茶匙的劑量；
服用濃縮魚油膠囊，也千萬別超過 6 顆。

魚油和亞麻仁油的輔助、交替補充，可以有效減少刺激性壞前
列腺素 PGEII 產生，避免經前不適和情緒不穩的問題；還可以促進
好前列腺素 PGEI 產生，促使傷口癒合、心理平靜，產生幸幅安詳
的感覺（前列腺素的功能，詳情請參閱 Chapter 2）。

▲ **與 Ω-6 脂肪酸交互使用維持平衡**

居住在寒帶地區動植物、魚類，身體內的 Ω-3 脂肪酸都特別高，
是由於 Ω-3 脂肪酸在寒冷區域的流動性特別大，因此住在寒冷地區
的人類，也必須攝取較高的 Ω-3 脂肪酸，才能讓體內的細胞膜及組
織維持應有的彈性。

相比之下，由於身體不需因應嚴峻的天氣變化，居住於溫暖區域的人，Ω-3 脂肪酸的需求量較低。每個人對 Ω-3 脂肪酸的需求量，除了會受到遺傳影響外，也會受到氣候影響，導致高低差異。

▲ 遵循 Ω3 體質改造計劃，有效增進健康

Ω3 體質改造計劃對於罹患心理或生理疾病的人來說，是恢復健康的自然處方籤。尤其是現代的文明病受害者，記得一定要試試 Ω3 體質改造計劃。

對於健康人來說，Ω3 體質改造計劃則避免疾病侵害的養生良方，能夠讓人活得更為健康，更能享受生活之樂。

Ω3 體質改造計劃的四個階段：**①有機亞麻油的選擇、②符合個人需求的食用劑量、③協同因子的補充、④降低劑量與維持平衡**，其實沒有想像中困難，只要一開始實行，很容易就能融入生活之中。想要獲得健康，只要每日花上一點點時間，補充必需營養素，加入適量的運動效果，輕鬆活到老將不是難事！

Ω3 體質改造計劃所花費的金額其實並不多，正常來說，每日花費不超過數十元。一開始補充了特別高量的魚油和維生素，雖然會花到比較多的費用，但這也僅僅是計劃中的少部分人。同時，只要短暫調整好體質之後，就能緩慢降低攝取量。

本書中提及的營養素，都能在一般的保健食品商店或超級市場的保健專區購買。只要遵循書中提到的方法，就能快速找出最合宜的攝取劑量。

各種年齡層的人，只要能補充我們遺忘許久的必需脂肪酸和營養素，減少體內營養耗損物質的形成，就能讓身體重獲健康幸福，並且恢復體內自我修復的更新能力。

希望 Ω3 體質改造計劃能夠扎實的幫助到各位。

給醫師的療癒備忘錄──Ω 體質改造計劃的實驗成果

現代人之所以有層出不窮的文明病，大多是飲食中的營養素不足所引致，此外，忙碌生活中總是伴隨著巨大的壓力，以及缺乏時間好好運動，都為健康種下可怕的隱患，也讓罹患文明病的人數與日俱增。

現今市面上的食物，絕大部分都經過加工處理，雖然單一種品類的加工品，都有經過檢驗合格證明，然而若是一起或累積過多的加工食品，長期下來，自然會對於健康造成潛在的影響。

只是這樣的問題一直沒有受到重視，也遲遲沒有解答。

食品醫學相關實驗證實，現代飲食習慣和文明病之間，有著密不可分的關係，研究數據發現，人體內有一種相當重要的「必需脂肪─前列腺素」調節系統，不過，加工食品卻極容易影響這個系統，導致失衡情況的發生，當系統的功能發生異常，文明病於是接踵而至。

加工食品，營養素流失的元凶

過去，人們採用粗略的技術，進行食品加工，已經導致維生素B群的流失，造成許多人罹患腳氣病和糙皮症（糙皮症），如今工業化的時代，加工業結合伴隨著醫藥科技的長足進步，許多由病菌所引發的惡疾，都能夠獲得有效的控制。然而，科技業的進展之下，食品製作工廠的技術更加精良，卻也使得更多、更廣的營養素自食物中紛紛散逸，於是，文明病就此降生。

流失了大量的營養素，使我們在不知不覺中，身體狀況越變越糟，卻沒有人留意到，健康變差的主因，是不是吃進太多加工食品的關係？

我們可以這麼說，現今的文明病如此猖獗，和過往腳氣病和糙皮症的情形，可說如出一轍，背後的成因都是一樣的──營養素缺乏問題。

遺憾的是，多數的人們，至今依然相當依賴藥物作為治療手段——治標不治本的方式。

也許他們並不知曉，身上的疾病其實與生活習慣、飲食方式、營養攝取是否充足，才是真正的關鍵所在，導致我們遠比 100 年前的古人們，在追求健康的道路上，更為險峻難至！

在我初次踏入基礎醫學研究領域，那時在麻薩諸塞州（Massachusetts）的綜合醫院，投身麻醉科的神經學研究室進行研究，這是由哈佛醫藥學院藥學系的附設醫院，後來轉進賓州（Pennsylvania）大學精神學科的分子生物所，擔任所長一職，前後總計 35 年的研究資歷，卻依然使我深深覺得，學界長期忽略了脂肪對於健康影響的關注度。

對比其他營養素的研究，像是蛋白質、礦物質、維生素和纖維質等，都已經被證實它們的重要性，唯獨脂肪，或是過量脂肪所產生的毒性，彷彿被忽視了一般，鮮少有更為深入的探討。

營養素和文明病，健康天秤的兩端？

1850 到 1950 年，這說短不短、說長不長的 100 年之間，我們竟然能克服了種種致人於死的可怕病症，唯獨無法有效延長人類的壽命？

正是由於這個出發點，令我開始重視並深入研究——人們對於攝取的營養素，以及文明病之間的關係。

於是，我從中發現到，現代食物的加工處理過程中，破壞了大量人體所需的營養素，並且含有過多「營養耗損物質」，特別像是抑制 Ω-3 脂肪酸功能的物質，因此，只要在一個地區有著大量的加工食品，自然就會伴隨著多數的文明病患者。

根據研究統計，心臟病和癌症都與飲食中的脂肪密切關聯，可惜的是，至今專門研究心臟病的醫師，和主力研究癌症的專家，彼此之間卻很少交流心得。原因在於，沒有人認為這兩種病症有相關

聯！自然而然地，兩者也就不會有所牽連。

但是，當我們細加察覺，就能夠發現，這兩種疾病都只是其中一項文明病——營養素缺乏症所致。

直至現今，多數的營養學專家與生化學者們，都依然認為單單缺乏一種營養素，並不會對人體造成如此大的傷害，照理說不會引發各種棘手的症狀。可是，他們卻忽視了，營養素缺乏症所帶起的症狀相當紛雜，就如同過去罹患腳氣病和糙皮症的情形一樣，每個人所展現出的情況各不相同。

除此之外，諸如以上的文明病患者，往往缺乏著 Ω-3 脂肪酸，也同樣被科學界忽略，於是，更不會有人去察覺 Ω-3 脂肪酸與文明病的正相關。

食物和營養素，有著微妙的合作關係，舉凡身體中的抗氧化物，像是維生素 A、C、E、礦物質、硒和 β- 胡蘿蔔素等，能夠保護體內的必需脂肪酸，使它不受到氧化的侵害。維生素 B 群協助必需脂肪酸，轉化為調控物質，促進組織器官的活動。

營養素分工合作，身體健康沒煩惱

我們人體是一座複雜的機器，需要各式各類的營養素來協助它運作正常。各式各樣營養素之間的協同作用，和營養素對調節系統的影響，可以清楚地說明一件事：缺乏營養素或是攝取營養耗損物質，會依照每個人不同的體質，出現各種不同的病症。如同缺乏零件或零件擺放位置錯誤，都有可能造成這座複雜的機器運作失靈。

這也可以解釋，現今飲食內容中多半 Ω-3 脂肪酸含量不足，只要多加補充 Ω-3 脂肪酸，相信就能夠改善文明病患者各種病症的產生。

利用食物中的營養素來治療某種疾病，通常比藥物更為人所接受，畢竟藥吃多了，仍有副作用的可能性。然而，傳統的營養素療法，並沒有特別補充 Ω-3 脂肪酸，因為 Ω-3 脂肪酸過去並不受到重

視，大家並不知道它的重要性。

唯受限於傳統的營養素療法，病理上的效果仍十分有限，藥物有副作用的可能性這個觀念也逐漸被廣為接受，仍有許多人對於吃藥有個迷思：「有病治病，沒病強身」的錯誤想法。

醫藥界和營養界普遍有個概念是：「同時補充多種營養素，可以達到最好的效果。」這可以說明營養素間的協同作用，有助於治療身體疾病，維持身體健康。

許多的營養素都具有十分類似的功能，像個別服用纖維質、菸鹼酸或 Ω-3 脂肪酸，都有降低血膽固醇的功效，如果同時服用這三個營養素，再搭配減少飽和脂肪酸和其他的抗營養物的攝取，就會達到最大療效，有效的降低膽固醇。

同樣的，補充維生素 B 或 Ω-3 脂肪酸，都具有改善皮膚問題的療效，也是因為營養素間的協同作用，搭配使用，效果將會更為加乘。近代以來，營養素間的協同作用和健康的關連，引起許多人的興趣與研究。甚至在 1950 年代以後，已經數個營養學的研究機構，發表相關研究結果，說明我們現代的疾病，是飲食問題引起的。正所謂「病從口入」，每天的飲食內容與飲食習慣，跟我們身體健康可謂是密不可分。

恢復粗食，百病不近身！

一般而言，現代人飲食由於普遍缺乏纖維質，醫師都會強烈建議高纖飲食。

T・L 克里夫醫師（Dr. T. L. Cleave）和英國的纖維質專家已經提出有力的證據，證明現代飲食缺乏纖維質，會造成許多腸胃方面的疾病，例如消化道潰瘍、膽結石、大腸激躁症（結腸痙攣或結腸黏膜炎）、憩室炎、糖尿病和血脂肪過高等問題，顯見纖維質的缺乏會引起身體眾多疾病，不容忽視。

其他的英國科學家，像 H・M・辛克雷、J・黎德等人，也發現

當體內缺乏 Ω-3 脂肪酸時，會提高血膽固醇的濃度，還會增加心血管疾病罹患的機率，例如心臟病、心絞痛和中風等，諸如此類都屬於現代文明病的產物。

為什麼會有這麼多文明病的產生呢？多半是因為現代社會，講求精緻飲食與加工食品當道，導致我們營養素普遍攝取不足。

亞伯罕・賀弗（Dr. Abram Hoffer）也發現，現代人常有的精神和生理病症與糙皮症的症狀非常類似，它們相通點是維生素 B 缺乏症一；然而，光只是補充維生素 B，無法治療這些病症。因此，賀弗稱這些病症為「賀弗氏糙皮症」。

於是，賀弗研究了許多飲食療法，發現回復傳統社會的飲食習慣，以粗糙的傳統食物和天然食物為主要食物來源，有利病情改善。這些天然的食物中，含有許多人體必需的營養素，像是 Ω-3 脂肪酸、硒和維生素 B 群等；而且，相對於現代食物，其中的營養耗損物質的含量，像飽和脂肪酸、「可笑的脂肪酸」和糖分的含量，都明顯比較低。

當血脂超出標準值，便會引發許多疾病，一般在初期並不會有症狀，但嚴重時可能併發急性心臟病（心肌梗塞、猝死）、心絞痛、腦中風，以及週邊動脈血管阻塞等。

想要降低血液中的脂肪量，有很多不同的方法，克里夫建議多攝取纖維質；辛克雷和黎德推薦我們多攝取 Ω-3 脂肪酸；賀弗則認為要補充菸鹼酸。事實上，不論是纖維質、Ω-3 脂肪酸，抑或菸鹼酸，這三個方法都可以達到不錯的效果。

我在書中曾提過，如果同時採用這三個方法，補充三種營養素，讓營養素發揮協同作用，再配合減少攝取營養耗損物質，就可以治療許多其他的文明病。當然，還要補充 Ω-3 脂肪酸和 Ω-6 脂肪酸、維生素和礦物質的抗氧化物（包括維生素 C、E、硒、胱胺酸和 β-胡蘿葡素）；同時要減少飽和脂肪酸、糖、鹽和「可笑的脂肪酸」的攝取量，多管齊下，才能達到最佳的療效。

也就是說，如果我們想預防或治療文明病，甚至進一步減緩老化的過程，擁有一個強健的身體，恢復傳統飲食是最快、最有效的方法。

身體機能平衡，才能根治疾病

本世紀初，美國、荷蘭和日本的科學家（歌德伯格、愛克曼和高陽），利用維生素 B 群治療腳氣病和糙皮症（Pellagra），根據醫學界的說法，他們治好了威脅大家生命的腳氣病和糙皮症；然而，我卻認為這是一項錯誤！

事實上，他們只是減輕了疾病帶來的症狀，並沒有根治這些問題。

古典的維生素缺乏症（如：壞血病、糙皮症、腳氣病等），隨著文明飲食內容的演化，延續至今，就變成現代的種種文明病症。我相信，現代的文明病，只依賴藥物，是沒有辦法治癒的，其根源都和脂肪酸的攝取量有關，唯有達到身體機能所需的平衡，才能真正根治這些擾人的文明病。

人體不能缺乏的重要營養素：多元不飽和脂肪──Ω-3 脂肪酸，通常可以在寒冷地區的植物和魚貝類體內，輕易地找到大量的 Ω-3 脂肪酸。

本書所強調的 Ω-3 脂肪酸，並不是新發現的東西，因為魚肝油中的主要成分，就是 Ω-3 脂肪酸。我們只是從科學的角度，重新強調補充魚肝油的重要性。事實上，還有比魚肝油更安全、更適合人體大量補充的 Ω-3 脂肪酸，就是生長在溫帶到寒帶地區的亞麻仁籽所冷壓出的油。

為了證實這個想法是對的，我設計了一個 Ω-3 脂肪酸實驗，邀請 44 位文明病患者加入，我希望能找到一個全方位的方法，能夠增進大家各方面的健康。因此，每一位病患都持續追蹤 2 到 3 年；詳細記錄、觀察他們精神和生理健康的變化。

　　我的重點並不是要玩數字遊戲，運用統計方法，算出這些病患的種種病症，是由某一種疾病引起的機率；更不是要調查各個病症的治癒率。找尋一個全面性的預防或治療方法，增進大家的健康，才是我的初衷。

　　我剛剛提到，縱然魚油內含有大量的 Ω-3 脂肪酸，但還有比魚油更安全、更適合人類大量食用的植物性 Ω-3 脂肪酸，也就是——亞麻仁油。我建議不敢吃魚油和魚肝油的人，可以試試用亞麻仁油來補充體內所需的 Ω-3 脂肪酸。

　　事實上，只有亞麻仁油能提供次亞麻油酸（ALA）；這種脂肪酸可以合成體內某些酵素；然而，魚油中雖然不含 ALA，卻含有其他種類的 Ω-3 脂肪酸，可以合成另幾種酵素。換言之，就像我在書中討論的，亞麻仁油和魚油分別提供了不同的療效，各有優點，適合不同病症的患者，可以根據自身需求去攝取。

　　參與實驗的 **44 位病人**，都是**長期**的文明病患者，而且傳統的治療方式無法治癒他們的疾病，而為了減少心理作用造成的影響，以及確保病情不會受到安慰劑的影響，我特別使用去除魚油的腥味。

　　除此之外，我還經常改變他們補充亞麻仁油的劑量，或是讓他們改吃 Ω-3 脂肪酸含量較低的油（紅花籽油或玉米油），觀察他們的健康狀況，是否隨之變化。這個實驗有個無法克服的變因，導致無法採用雙向未知的模式來實驗，就是這些油品的味道不同。如果補充亞麻仁油，可以改善這些病患的健康情形，我就再讓他們補充維生素等營養素，進一步檢視他們的健康狀況，是否有所改變。

　　經過一段時間的 Ω-3 脂肪酸補充後，實驗結果十分令人驚訝。許多人的身體和精神問題，都有了顯著的改善。最神奇的改變是——許多人變得比較**有耐心**、**有精神**，心理覺得**平靜**和**幸福**。到底是什麼造成這些改變？連他們都不知道為什麼。

　　同樣地，有幾個矯正分子學派的營養學家看到了這個結果，就嘗試提高自己補充的劑量；2 年之後，竟也得到了相同的實驗結果，

他們也發現了 Ω-3 脂肪酸的好處。我相信這些結果，已經清楚顯示補充 Ω-3 脂肪酸的益處多多，應該公開廣為人知，造福更多的人。

Ω-3 體質改造計劃，解開文明病的謎團

研究指出，月見草油中含有大量的 Ω-6 脂肪酸，配合 Ω3 體質改造計劃一起補充，可以調整體內必需脂肪酸的比例。有些報導更進一步指出，如果再配合補充月見草油，療效會更加顯著。

如果這些病患，都是缺乏一種同脂肪酸，為什麼會造成他們的病症各不相同呢？我認為，畢竟每個人的體質不同，出現的疾病就會有些差異；同理可證，有些人只要幾個小時或幾星期就幾乎痊癒，有些人卻可能要持續補充 4 到 6 個月之後，才會痊癒。

當然，也有少數極為嚴重的案例，患者的病情始終沒有起色。因為每個人需要的補充量不盡相同，病症減輕的時間當然也有差異，不能一概而論。

另外，有些研究指出，氣候因子也是影響 Ω-3 脂肪酸攝取量多寡的因素之一。有些人發現，住在**寒冷北方**的人，Ω-3 脂肪酸補充的劑量比較高；南方人如果比照北方人的劑量服用，通常會中毒。比如說：住在費城的人，冬天到墨西哥去渡假，如果他比照人在費城時的劑量服用，會出現肌肉酸痛和精神倦怠的症狀。

這是 Ω-3 脂肪酸受到環境的影響，它的流動性很大，可以維持低溫時細胞膜的流動性，幫助生物適應低溫環境。因此寒冷地區的生物，體內的 Ω-3 脂肪酸含量特別高；而溫暖地區的生物，則不需要太多的 Ω-3 脂肪酸。不過，補充 Ω-3 脂肪酸的時候，主要還是要根據自己身體的狀況為首要考量，氣候因子只能當作是其次考慮的項目，這點是必須要加以提醒各位讀者的。

在這個實驗當中，所有參與實驗的病人，都可以自行調整 Ω 的補充量。例如：每個星期增加或減少 50% 的補充量；當然，他們也知道要避免補充過量，以免補充不當而引起疾病。

　　當初在找尋受試者的時候，目標族群就是以長期的文明病患者為主要對象，並且試過多種其他的療法都沒有效果：因此，補充亞麻仁油的療效，應該是可信的，而非心理作用。我們也曾補充 Ω-6 脂肪酸，測試它的療效。不過，就像我先前提到的，這些油品的味道不同，無法做到「雙向未知」的程度，倘若要測試 Ω-6 脂肪酸的療效，相信這必然是一個必須加以控制的變因。

　　從以上種種研究，與我所實際進行的 Ω-3 脂肪酸實驗後，我認為想要擁有健康的身心，就必須攝取充足均衡的營養，而從日常飲食中攝取是最簡便且快速的方式！

　　世界上可以說有一半以上的疾病，都是缺乏營養素造成的，除了飲食攝取外，另外也可考慮服用保健食品，額外補充營養素，都是很好的方式，想要擁有美麗人生，均衡營養絕不可少。

　　過去，巴斯德（Dr. Louis Pasteur）發現細菌、哥德・伯格（Dr. Joseph Goldberger）用維生素 B 治療糙皮症的事蹟，都是劃時代的貢獻。目前，我們花費了大筆的金錢研究現代人的文明病，正因為社會上充斥了太多慢性病患，文明病已經成為我們公共衛生的主要課題。如果在不久的將來，我們能夠解開現代種種文明病之謎，相信可以造福更多的人群，也會是永垂不朽的事蹟！

【關於作者】

唐納‧魯丁（Donald Rudin, M.D）醫師

1948 年哈佛大學醫學系畢業，開始基礎醫學研究的生涯，他和同事共同研究的理論成果，獲得神經細胞訊號及傳導的專利權。

1956 年，由諾貝爾醫學獎得主賀伯特‧蓋塞醫生（Herbert Gasser），推薦擔任費城東賓州大學精神學科的分子生物所所長，職務任內，繼續研究細胞膜和神經傳導，進一步發現 Omega-3（Ω3）脂肪酸和現代文明病之間的關聯密不可分。

魯丁醫生探索大腦細胞的功能，並研究大腦細胞如何處理訊息，隨後將研究成果撰寫論文發表——「知識論和世界理論」，目前擔任科學基金會經理人。

克拉拉‧菲力克斯（Clara Felix）營養學家

菲力克斯一向秉持「吃正確的食物，就能夠避免生病，並保持健康」的理念，承襲安德爾‧戴維斯醫師（Adelle Davis）的健康宗旨，包含她四個孩子和家中的愛狗，全都參與戴維斯醫師的營養實驗。

之後，菲力克斯赴加州柏克萊大學進修，拿到了營養學士學位。

1981 年後，陸續出版有關營養資訊和相關報導的《菲力克斯的信》等，深獲讀者喜愛。

【關於編審】

謝嚴谷 講師

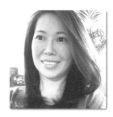

自幼成長於內科與小兒科診所家庭，受祖父與父親行醫數十年的耳濡目染，19 歲赴美求學，1991 年畢業於賓州州立大學財經系，1993 年取得俄亥俄州州立大學金融碩士。

2008 年與夫婿謝柏曜先生於台中市，共同創辦「德瑞森莊園自然醫學中心」，致力於歐美學者細胞分子矯正醫學與自然預防醫學著作之編譯與推廣。曾編審《四週排毒計畫》（日月文化出版）、《長壽養生之道：細胞分子矯正之父 20 周年鉅獻》、《無藥可醫：營養學權威的真心告白》、《拒絕庸醫：不吃藥的慢性病療癒法則》、《B₃ 的強效慢性疾病療癒臨床實錄》、《牙醫絕口否認的真相：致命的毒牙感染》（以上為博思智庫出版）、《油漱療法的奇蹟》、《細胞分子矯正醫學聖經》、《維生素 C 逆轉不治之症》（晨星出版）。

謝講師自 2008 年起 10 年以來，於台中德瑞森細胞分子矯正衛教中心固定開課講授細胞分子矯正相關課程（詳細課程說明請參閱本書後頁）。

【關於翻譯】

謝珞爵

美國南加州大學（University of Southern California）
腦神經科學學士

國家圖書館出版品預行編目（CIP）資料

奇蹟好油：OMEGA-3 臨床療癒實錄 / 唐納．魯丁（Donald
Rudin），克拉拉．菲利克斯（Clara Felix）作；謝嚴谷編審．
-- 第一版 . -- 臺北市：博思智庫，民 107.09 面；公分
譯自：OMEGA-3 OILS: WHY YOU CAN'T AFFORD TO LIVE
WITHOUT ESSENTIAL OILS

ISBN 978-986-96296-7-6(平裝)

1. 多元不飽和脂肪酸 2. 營養 3. 健康法

411.3   107014651

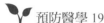 預防醫學 19

奇蹟好油 OMEGA-3 臨床療癒實錄

OMEGA-3 OILS :
WHY YOU CAN'T AFFORD TO LIVE WITHOUT ESSENTIAL OILS

作　　者｜唐納·魯丁（Donald Rudin）
　　　　　克拉拉·菲力克斯（Clara Felix）
編　　審｜謝嚴谷
翻　　譯｜謝珞爵
行政協力｜陳佩雯
主　　編｜吳翔逸
執行編輯｜李海榕
資料協力｜木容、胡梭、陳瑞玲
美術設計｜蔡雅芬

發 行 人｜黃輝煌
社　　長｜蕭艷秋
財務顧問｜蕭聰傑
發行單位｜博思智庫股份有限公司
地　　址｜104 台北市中山區松江路 206 號 14 樓之 4
電　　話｜（02）25623277
傳　　真｜（02）25632892

總 代 理｜聯合發行股份有限公司
電　　話｜（02）29178022
傳　　真｜（02）29156275

印　　製｜永光彩色印刷股份有限公司
定　　價｜350 元
第一版第一刷　中華民國 107 年 09 月

ISBN　978-986-96296-7-6
© 2018 Broad Think Tank Print in Taiwan

博思智庫股份有限公司
博思智庫粉絲團　Facebook.com/broadthinktank

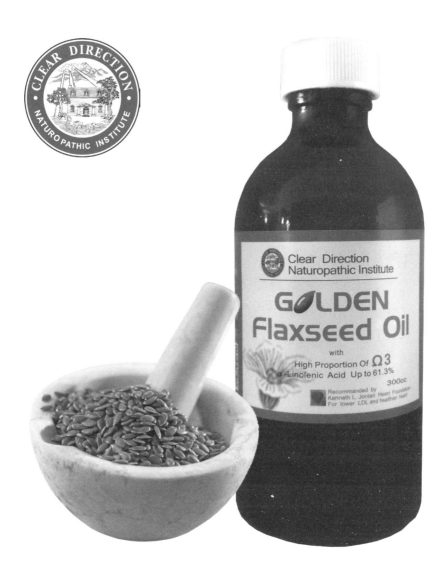

有機認證種子冷壓現榨・純度100%黃金亞麻仁油
Ω3含量高達：61.3%・全省銷售量第一名
德瑞森莊園細胞分子矯正衛教中心指定使用

優脂低碳高纖食譜

德瑞森莊園細胞分子矯正衛教中心 提供

優脂低碳高纖Ω3補腦香酥手捲（香酥亦可當肉鬆使用）

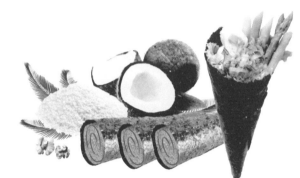

- Ω3 亞麻仁油 **1** 份
- 大豆卵磷脂 **1** 份
- 啤酒酵母或 B 群酵母 **1** 份
- 熟白芝麻 **1** 份
  （亦可加入其他堅果類）
- 椰子粉 **1~2** 份
  （高尿酸及腎衰竭患者請用 **3** 份）

作法：照以上比例充分混合即可食用

亦可添加生鮮蔬菜如：小黃瓜、蘆筍
成為日式蘆筍手捲，其他配料與美乃
滋用量自行斟酌

海苔片 3 分之 2 處
將香酥平均舖平於

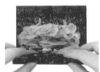

增加酥脆口感
加舖少許玉米片可
捲起即可食用

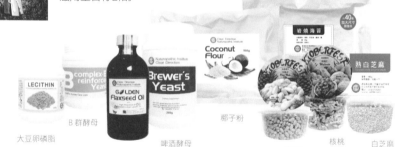

大豆卵磷脂　　B 群酵母　　有機黃金亞麻仁油　　啤酒酵母　　椰子粉　　松子　　核桃　　白芝麻

優脂低碳蒟蒻麵食與拌飯

將 **2** 份亞麻仁油與 **1** 份卵磷脂，放入
果汁機中以高段速度攪拌約 **40** 秒，
即成乳化亞麻油，足量添加入麵食
中如同豬油之用法，將即食蒟蒻麵真
空包打開，加入麵條入麵湯即可，
優脂低碳湯頭製作及優脂低碳蒟蒻
拌飯影片示範詳見：
《謝嚴谷》FB 粉絲專頁。

優脂低碳擔仔麵

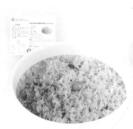

優脂低碳拌飯

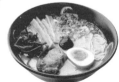

日式優脂低碳拉麵

優脂低碳燕麥粥

將燕麥片（每份約 **3** 小杯）佐入喜愛之蔬菜（如：香菇、海帶芽、高麗菜、花椰菜）做成廣式粥品，以每份粥加入 **1** 小杯亞麻油與 **1** 小杯大豆卵磷脂，趁熱混入粥中攪拌均勻即可。

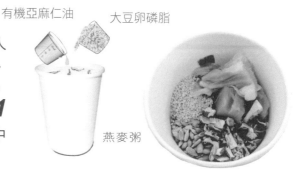

有機亞麻仁油　大豆卵磷脂

燕麥粥

高優脂優格巴德維食療法　Budwig Diet

德國著名長壽血液腫瘤專家—巴德維醫師（ Dr. Johanna Budwig）主張以原味優格或 cottage cheese 混入有機亞麻仁油給癌症病人食用，藉由優脂與優質蛋白質組合的攝取以達到細胞淨化與活化的效果。並且可有效避免癌末病人產生惡病質（Cachexia）而逐漸消瘦的問題。（此食療法中亦可同時添加**卵磷脂與椰子油**）

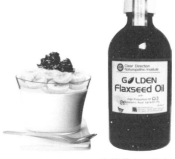

有機黃金亞麻仁油

優脂低碳補腦奶精（紫米粥、奶茶、拿鐵、杏仁茶）

Ω3 黃金麻仁油（或椰子油、牧草牛生奶油）依個人喜好，選擇以上油品種類或等量混搭 將 **2** 份油脂與 **1** 份卵磷脂與清水（紫米粥可額外添加椰奶粉）或鮮奶 **1** 份，放入果汁機中以高段速度攪拌約 **40** 秒，油脂經卵磷脂乳化後即成奶精狀（奶油球），即可添加入紫米粥、奶茶或咖啡中，冬季熱飲可額外酌量添生薑濃縮液或肉桂粉增添風味。優脂低碳奶精於可存放置冰箱中備用，兩周內使用完畢即可。

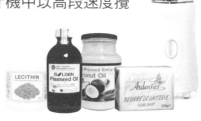

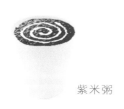

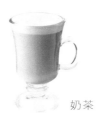

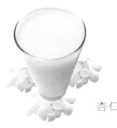

紫米粥　　　　　拿鐵　　　　奶茶　　　　　杏仁茶

德瑞森莊園細胞分子矯正衛教中心 提供

Orthomolecular 細胞分子矯正應用研習課程

研習日期皆在星期六（全天）：

第 89 梯次： 107 年 9 月 15 日
第 90 梯次： 107 年 10 月 20 日
第 91 梯次： 107 年 11 月 17 日

課程時間：10:00Am～4:30Pm

各梯次即日起接受來電或 E-mail 預約報名 洽本中心 04-2378-6268
E-mail：service@lohastaiwan.com

※ 主辦單位：德瑞森莊園國際機構（長壽養生之道）
台中市西區五權五街 48 號

※ 研習地點：德瑞森細胞分子矯正學教育中心
台中市西區五權路 1-67 號 21 樓 – 金山講堂

◎ 由於本課程名額有限（250名）。報名者有事不克前來，請務必於上課前一週通知本中心，以免虛占名額

◎課程報到：9 點 45 分並發放預約學員之上課證（餐券），憑報到完後劃位入座，座位有限（250席）學員請勿遲到

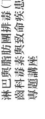
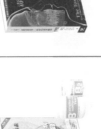
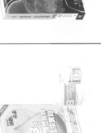
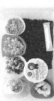

	9月15日	10月20日	11月17日	12月15日	108年元月12日
專題講座內容 上午10:00～12:30	Orthomolecular Pathophysiology 細胞分子矯正病理生理分析 (3) 酸鹼平衡與自律神經 微量元素與礦物質的應用 Cellife、鎂、鈣、鉻、鋅、鐵 專題講座	Orthomolecular Pathophysiology 細胞分子矯正病理生理分析 (4) 癌症與維生素C 專題講座	Orthomolecular Pathophysiology 細胞分子矯正病理生理分析 (5) 告別藥害優脂低碳飲食 成功執行指南 專題講座	Orthomolecular Pathophysiology 細胞分子矯正病理生理分析 (1) 淋巴與脂肪團排毒 維生素B3之應用 專題講座	Orthomolecular Pathophysiology 細胞分子矯正病理生理分析 (2) 淋巴與脂肪團排毒（下）腸科毒素與致命疾患 專題講座

中午 12:30～1:00　午場休息點心時間

下午 1:00～4:30　細胞分子矯正導論

細胞分子矯正（生酮）執行概論、飲食教導與用餐

1. 完整細胞膜的建構（O3脂肪酸的應用）
2. 對綠體的能量代謝循環（ATP與自由基的形成）
3. 自由基與氧氣的還原（Cellife的應用）
4. 葡萄糖與脂肪酸的代謝（維他命B3的應用）

細胞分子矯正醫學醫學主流醫學慢性疾病用藥與病用藥機轉利弊之探討。細胞分子矯正醫學近60年的沿革與慢性疾病代表性學者與學說。慢性病用藥之機轉說明

優脂低碳低醣餐盒

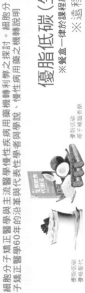

※ 餐盒一律於課程結束後供應。學員請勿提前到門市等候，以免影響課程工作人員備餐

※ 退課學員之通勤回程車票請訂於 6 點之後

CLEAR DIRECTION
NATUROPATHIC INSTITUTE

德瑞森莊園國際股份有限公司

40346 台中市西區五權五街43號
TEL:(04)2378-6268　www.celllife.com
營業時間：9:30AM～6:30PM
周休二日 / 國定假日休假

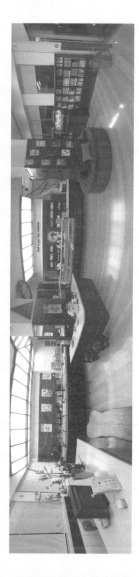

107 年 8 月第 88 屆細胞分子矯正課程及午間飲食教導精彩剪影

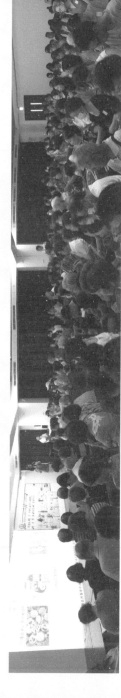

細胞分子矯正衛教中心21樓：金山講堂課程現場

細胞分子矯正衛教中心21樓：
金山講堂課程現場

德瑞森言訂單中心

德瑞森官網

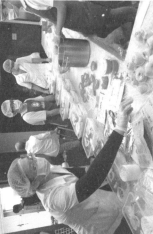

細胞分子矯正衛教中心21樓：
優脂低碳飲食餐盒製作

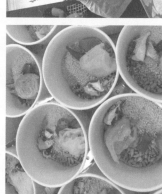

細胞分子矯正衛教餐點-優脂低碳燕麥粥

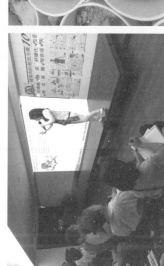

優脂低碳飲食餐盒點-優脂低碳燕麥粥

無藥可醫怎麼辦！
別再讓藥物傷害您的身體

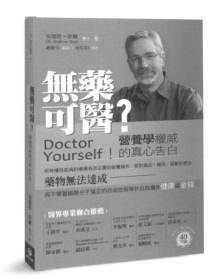

無藥可醫？
營養學權威的真心告白
（Doctor Yourself）

作者：安德魯‧索爾博士（Andrew Sau）
編審：謝嚴谷
譯者：曾院如

※ 全球七大天然保健先驅者之一
※ 美國臨床營養學權威
※ 金石堂暢銷榜醫學總論 第一名

開除您的醫師，不需要傳統的解雇通知書或白紙黑字的契約；相反
的，開除您的醫師指的是您不依賴醫師了：您必須自我成長以擺脫
醫師、自行判斷醫師所提供的資訊是否完整或正確、自己確認醫師
的專業能力是否足以讓您將性命賭在他的手上。

所以，開除您的醫師指的就是：雇用自己當您本人的主治大夫。

醫界專業聯合推薦

芝山診所院長 **余儀呈** 院長
光能身心診所院長 **鄭光男** 醫師
東霖整體醫學院長 **陳家騏** 醫師
國泰醫學中心家庭醫學科 **賴曉虹** 醫師
秀傳醫療體系營運中心副院長 **許素貞** 博士
中華民國能量醫學學會常務監事 **張文韜** 醫師
前埔里基督教醫院小兒科主任 **李振明** 醫師
拉法身心靈健康診所院長 **王修平** 醫師
國立台灣體育運動大學 運動健康科學系副教授 **趙叔蘋** 博士

向庸醫說不！
別讓藥物損害您的健康

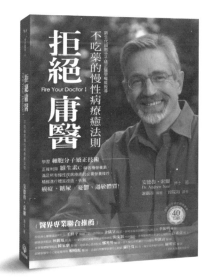

拒絕庸醫：
不吃藥的慢性病療癒法則
（ Fire Your Doctor ）

作者：安德魯‧索爾博士（ Andrew Sau ）
編審：謝嚴谷
譯者：曾院如

學習細胞分子矯正技術，就能保住您的健康與金錢！

※ 又一本保健書籍？到底煩不煩！

※ 但請看看您周遭的家人和朋友，

※ 就知道到底有沒有需求；有太多不健康的人了！

※ 傳統上用來對付疾病的藥物治療，才是危險！

※ 求人不如求己。特別是關於您的健康管理。

醫界專業聯合推薦：

芝山診所院長余儀呈院長

中華民國能量醫學學會常務總監 **張文韜**中西醫師

秀傳醫療體系營運中心副院長 **許素貞**博士

光能身心診所院長 **鄭光男**醫師

前國泰醫學中心家庭醫學科 **賴曉虹**醫師

國泰診所院長 **林麗鳳**院長

東霖整體醫學院長 **陳家騏**醫師

國泰醫院汐止分院骨科主治醫師 **蔡凱宙**醫師

吉康自然醫學招募中心 **羅仕寬**院長

前埔里基督教醫院小兒科主任 **李振明**醫師

拉法身心靈健康診所院長 **王修平**醫師

油脂、毒素，OUT！
燃油促煤，促脂代謝，維生素 B₃

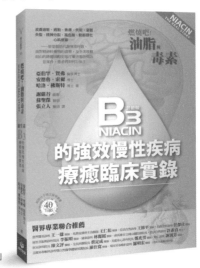

燃燒吧！油脂與毒素：
B₃ 的強效慢性疾病療癒臨床實錄
（Niacin:the real story）

作者：亞伯罕·賀弗（Abram Hoffer）
　　　安德魯·索爾（(Andrew W. Saul）
　　　哈洛·佛斯特（Harold D. Forster）
編審：謝嚴谷
譯者：蘇聖傑 / 張立人

「菸鹼酸的主要副作用只有一個：活得更久。」
　　　　　　　　　　　——安德魯·索爾 博士

醫界專業聯合推薦

悠然醫美診所 **王一雄**醫師
馬偕皮膚科主治醫師 **王仁佑**醫師
拉法自然診所 **王修平**醫師
名傑骨科診所 **任傑仕**醫師
埔里李振明診所院長 **李振明**醫師
國泰診所 **林麗鳳**醫師
前高雄市立岡山醫院副院長、拉法自然診所 **許素貞**博士
欣安診所院長 **廖文評**醫師
全民西醫院長 **蔡定成**醫師
光能身心診所院長 **鄭光男**醫師
裕仁診所 **謝琇芳**醫師
吉康耳鼻喉科診所暨自然醫學健康照護院長 **羅仕寬**醫師
瑞安耳鼻喉科診所 **羅明宏**醫師

身體的隱藏殺手！致病的「毒牙」感染
牙髓與心臟專科醫師的良心告白！

牙醫絕口否認的真相：
致命的毒牙感染！
（The Toxic Tooth:
　　How a root canal could be making you sick）

作者：羅伯特·克拉茲（Robert Kulacz）
　　　湯馬士·利維（Thomas E. Levy）
審訂翻譯：謝嚴谷

★★★ Amazon 網站 4.5 顆星讚譽★★★

眾多科學證據表示，幾乎所有接受治療的牙齒仍然受到感染，感染和毒素幾乎仍然留在牙齒內，在口中緩慢而持續地洩漏毒素，引起高血壓、心臟病、癌症、糖尿病等疾病！

醫界專業聯合推薦：

拉法診所院長　王修平醫師
承安耳鼻喉科診所院長　吳奇宇醫師
國泰診所院長　林麗鳳醫師
前高雄市立岡山醫院副院長　許素貞博士
陳錚宇耳鼻喉科院長　陳錚宇醫師
梁夫人整形外科診所院長　梁貫宙醫師
欣安診所院長　廖文評醫師
全民西醫院長　蔡定成醫師
宏明眼科診所院長　劉人傑醫師
謝旺穎親子診所院長　謝旺穎醫師
裕仁診所　謝琇芳院長
吉康耳鼻喉科診所　羅仕寬院長
瑞安耳鼻喉科診所　羅明宏院長

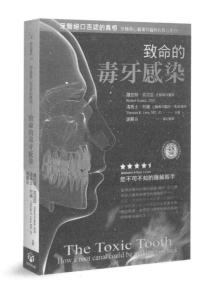

精選好書　盡在博思

Facebook 粉絲團 facebook.com/BroadThinkTank
博思智庫官網 http://www.broadthink.com.tw/
博士健康網 | DR. HEALTH http://www.healthdoctor.com.tw/

預防醫學

預防重於治療，見微知著，讓預防醫學恢復淨化我們的身心靈。

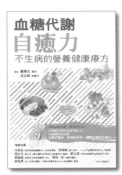

血糖代謝自癒力：
不生病的營養健康療方

歐瀚文 醫師、
汪立典 營養師 ◎編著
定價 ◎ 300 元

This book a day, keeps the doctor away.
代謝失調、肥胖、腸漏症、心臟病？……可能是血糖惹的禍
有病才找醫生，已經太遲！
家醫科醫師、營養師教你：平衡血糖不生病！

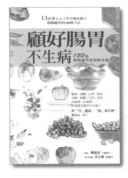

顧好腸胃不生病：
180 道暖腸健胃
抗加齡食療

陳品洋 中醫碩士 ◎ 編審
汪立典 營養師 ◎ 專序推薦
定價 ◎ 320 元

顧好腸胃，身體就健康！完全收錄暖腸健胃 180 種食療方！
青春痘、頭痛、高血壓、感冒、腹瀉、糖尿病、自律神經平
衡，造成抑鬱、心悸……都可能是腸胃惹的禍！？
錯誤的飲食會傷害人的腸胃，耗損體內大量的酵素（包含維
生素及礦物質），最終導致疾病。照顧好腸胃，全身都受惠！

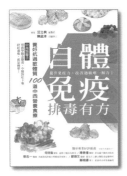

自體免疫排毒有方：
養好抗過敏體質
100 道中西營養食療

汪立典 營養師、
陳品洋 中醫博士 ◎ 編著
定價 ◎ 280 元

提升免疫力，改善過敏唯一解！
中西醫聯手，營養學觀念釐清、100 道中醫食補
中醫九大分型、對症下藥，終結過敏，就是簡單！

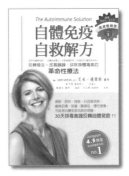

自體免疫自救解方：
反轉發炎，改善腸躁、
排除身體毒素的
革命性療法

艾米・邁爾斯醫師
（AMY MYERS, M.D.）◎ 著
歐瀚文 醫師 ◎ 編譯
定價 ◎ 420 元

全世界超過 90% 的人，正遭受發炎或自體免疫疾病之苦！
過敏、肥胖、哮喘、心血管疾病、纖維肌痛、狼瘡、腸躁症、
慢性頭痛，都可能是自體免疫系統的問題！
革命性醫學突破──自體免疫療法，完整營養對策，全面對
抗自體免疫疾病！

博思智庫

博思智庫